Dr.白澤の

アルツハイマー革命

ボケた脳がよみがえる

著者　白澤卓二

食事で解毒と炎症抑制

はじめに

認知症の大部分を占めるアルツハイマー病は、「治らない」「早期発見・治療ができても、進行を遅らせるだけ」「数年のうちに寝たきりになる」と言われてきました。

しかも、ここ最近の認知症についての報道は、患者さんへの朗報となるものがありません。

むしろ、「認知症はやっぱり治らないんだ……」と思わせるようなものばかりです。

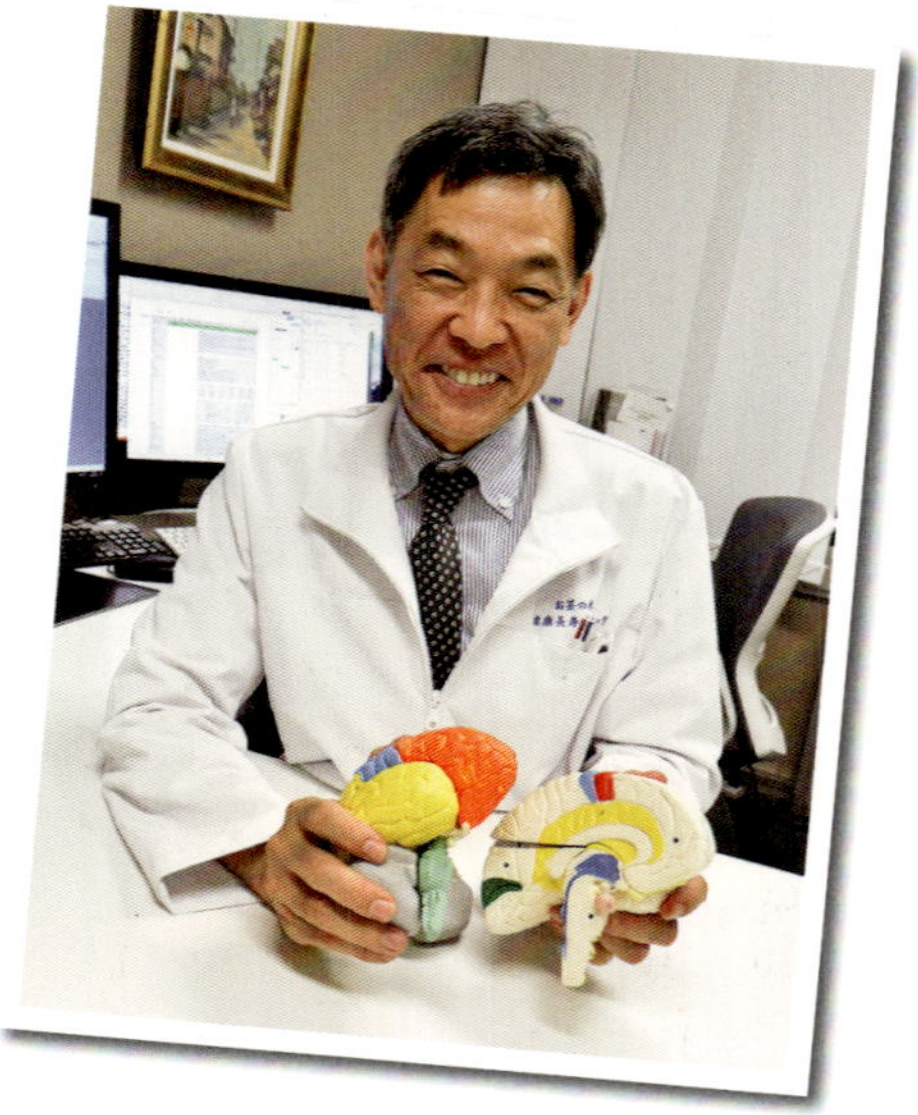

最近、東京大学など38の研究機関がまとめた、「認知症の前段階である軽度認知障害（MCI）の6割が3年以内に認知症を発症する」という研究結果が、アメリカの科学誌に発表されました。これは日本人を対象にした調査です。軽度認知障害とわかったとしても、半分以上が3年以内に認知症を発症するということです。

では、認知症を治す薬はどうかというと、根本的な治療薬は登場していません。世界初の認知症治療薬として、1997年にアメリカで発売が開始されたアリセプト（ドネペジル）以降、現在に至るまで20年以上たってもまだ開発できていないのです。それどころか、世界じゅうの製薬会社が次々と認知症の治療薬の開発から撤退しています。

これだけ聞くと、患者さんやそのご家族は絶望的に感じるかもしれません。いまの認知症に対する一般的なイメージは「なったら治らない」というものでしょう。

ところが、アメリカではこの常識をくつがえす画期的な治療法が話題になっています。アルツハイマー病など神経変性疾患の世界的権威である、デール・ブレデセン博士が考案した「リコード法（ReCODE Protocol）」で、「9割の症状が改善」「500人以上が回復」など、患者さんにとって希望となる数字ばかりです。

ブレデセン博士の著書は4カ月で20万部を超えるベストセラーとなりました。日本でも翻訳本『アルツハイマー病 真実と終焉』（ソシム）が2月に発売され、注目を集めています。翻訳本を監修して、私もこれまでかかえていた認知症治療に対する疑問が解決し、なぜこれまでの認知症治療では治らないのかも納得しました。

さらに、リコード法を参考に、日本人に合った独自の「神経解毒・再生治療」を考案し、お茶の水健康長寿クリニックで患者さんへの治療を始めています。若年性アルツハイマー病の治療が中心ですが、症状が改善しており、その効果を実感しています。ブレデセン博士の掲げる9割に達するかはもう少し症例を集めてみないとわかりませんが、かなり手ごたえを感じています。認知症は治る、予防できる、それが現実的になってきました。

認知症の治療は専門的な検査やオーダーメイドの処方が必要ですが、予防はふだんの生活習慣にかかっています。そして40代から「できるだけすぐに」「できるだけ多く」実践するほど予防効果が高まります。本書では、日常生活でできる認知症予防対策として、何をすればいいのかを具体的に紹介しています。

本書がみなさまの一助となることを願っています。

2018年7月

白澤卓二

認知症をどうやって予防・改善する？

- 「リコード法」について知ろう！
- 白澤式「神経解毒・再生治療」について知ろう！

→ プロローグへ（9ページ）

認知症予防は毎日の食がカギ！

- 「朝食」「昼食」「夕食」で何を食べる？
- 認知症予防のカギとなるケトン体を知ろう！

→ Step 1へ（25ページ）

脳の「解毒」「炎症を防ぐ」には？

- 食べるべき食品を知ろう！
- 避けたほうがいい食品を知ろう！

→ Step 2へ（71ページ）

生活習慣で気をつけること！

- 「睡眠」「運動」「ストレス」
- 「口腔ケア」も重要

→ Step 3へ（117ページ）

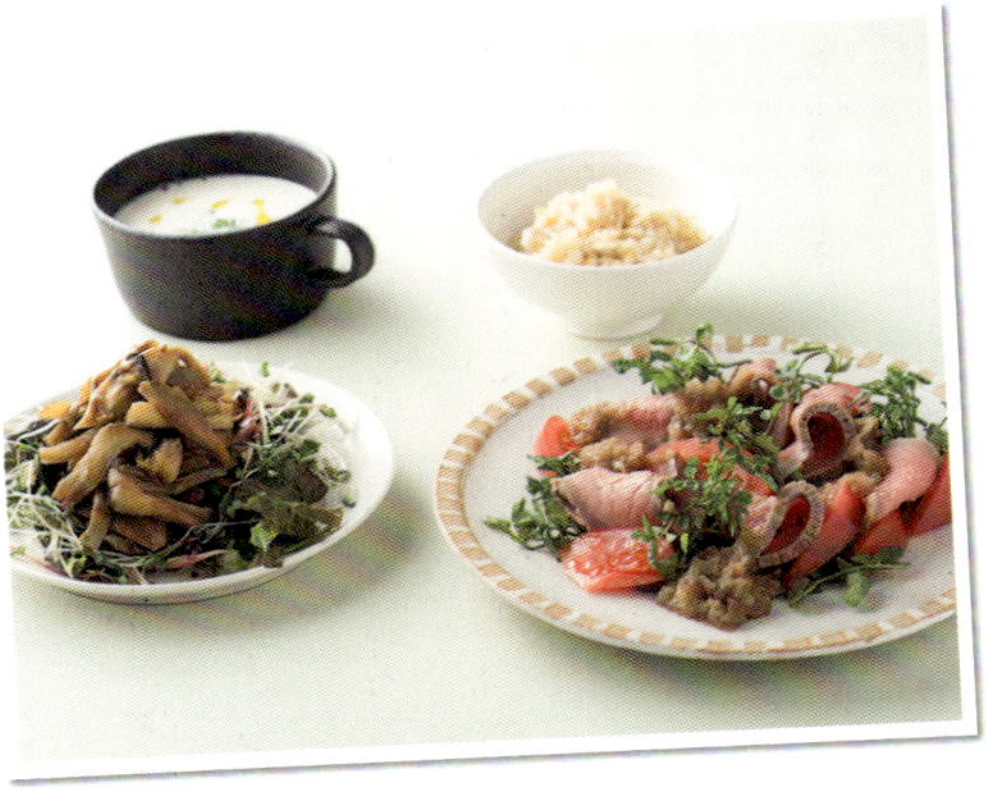

【Step1のレシピ原稿について】

＊レシピの作り方には洗う、皮をむく、根を切るなどの下処理は入っていません。調理時間は目安です。味見などしながら調整してください。

＊栄養量は1人分の数値です。炭水化物の数値には食物繊維も含まれています。（ ）内が食物繊維の量。

＊栄養量はあくまでも参考程度に。あまり気にしなくてOKです。栄養量よりもケトン体がきちんとつくられているかをチェックしましょう。

＊量が多い場合は昼食に回してもOK。

もくじ

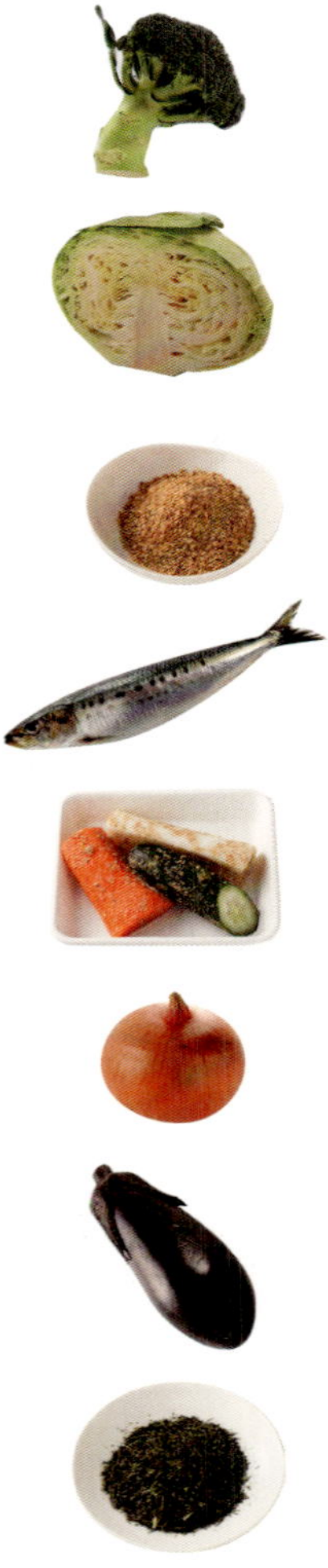

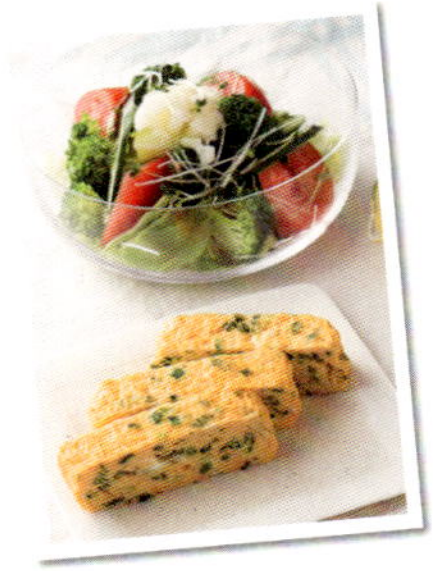

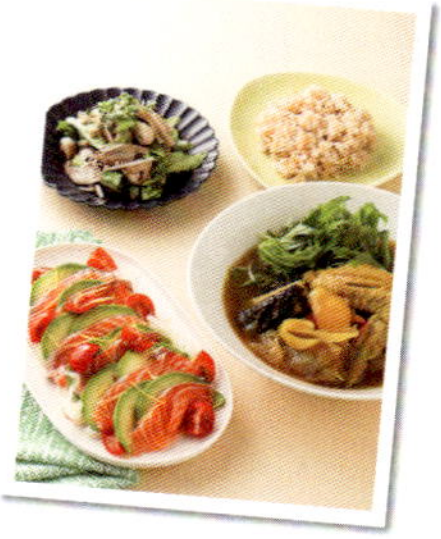

Step3 「運動」「睡眠」「ごきげん」が脳を若返らせる

＊糖尿病、腎臓病、肝臓病など持病がある場合は、主治医の指示に従ってください。
＊本書の内容はアルツハイマー病の予防を目的としています。

プロローグ

認知症は治せる＆予防できる！

アルツハイマー病は治る！

●認知症治療の常識が変わる！

家族に認知症の患者さんがいるかたは、認知症は治らないと絶望的な気持ちをかかえているかもしれません。確かに、認知症の治療はむずかしいですが、アメリカでは2017年に9割以上が改善する画期的な治療法が発表されて注目を集めています。

これまでの常識を根本からくつがえすその治療法は、カリフォルニア大学ロサンゼルス校（UCLA）のデール・ブレデセン博士が提唱する「リコード法（ReCODEプロトコル）」です。

●認知症は薬では治らない

ブレデセン博士はアルツハイマー病など神経変性疾患の世界的権威。約30年にわたる研究で、アミロイドβは「脳の防御反応」であり悪者ではないと結論づけました。

製薬会社はアミロイドβの蓄積を防ぐ薬を開発していますが、うまくいっていません。それはそうでしょう。**アミロイドβがたまるのには原因があり、その原因を改善しない限り、認知症の発症や進行はくい止められません**。これまでの認知症治療ではここが見落とされていたのです。

アミロイドβと認知症の関係

これまでの常識

脳に
アミロイドβが
たまる
（原因は不明）

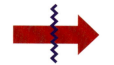

→

神経細胞が
ダメージを受ける
（認知機能が低下する）

アミロイドβがたまらない
薬を開発しよう！

アミロイド仮説

リコード法で明らかになった新事実

さまざまな
要因で脳が
ダメージを受ける

ここで
くい止めよう！

▶

防御反応

脳を
守ろうとして
アミロイドβが
発生

▶

防御反応の暴走

アミロイドβが
過剰になると
神経細胞を破壊

アミロイドβとは

加齢とともに脳にふえるタンパク質。健康な人の脳にも存在し、通常は短期間で分解・排泄される。排出されず脳内に蓄積すると異常なタンパク質（老人斑）となり神経細胞を死滅させる。ただし、必ずしも老人斑と認知機能の低下度合いは一致しない。

原因は「炎症」「栄養不足」「毒物」

●認知症の原因はAPP受容体

アルツハイマー病をわかりやすくいうと、古くなった神経細胞（シナプスやニューロン）が破壊・再生するときにバランスがくずれ、再生するよりも破壊されるスピードが速まり、正常な神経細胞が減ってしまって認知機能が低下した状態です。

APPはニューロンの構造の一つで、通常は1カ所で切断されて二つに分かれます。ところが、誤って切断されてしまうと、**アルツハイマー病を促進させます。APPがどのように切断されるかによって、アルツハイマー病のリスクは変わります。**

●原因は「炎症」「栄養不足」「毒物」

ブレデセン教授によると、アルツハイマー病は大きく「1型（炎症性）」「2型（萎縮性）」「1.5型（糖毒性・1型と2型の混合）」「3型（毒物性）」の四つに分けられます。これはアルツハイマー病の三つの原因**「炎症」「栄養不足」「毒物」**と重複します。

つまり、脳で炎症が起こったり、栄養不足に陥ったり、毒物が蓄積したりすると、脳がダメージを受け、認知機能がどんどん低下していきます。

アルツハイマー病をもたらす三つの原因

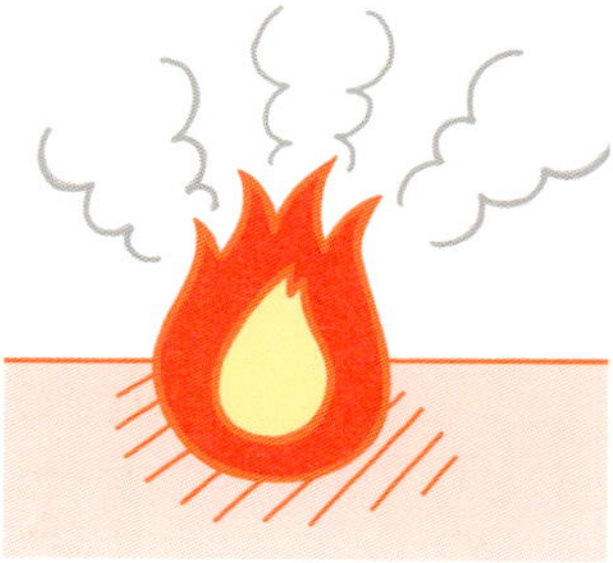

❶ 炎症

●肥満、歯周病などによる体内の慢性炎症、リーキーガット（99ページ参照）、食物に含まれるトランス脂肪酸やAGE、カビなどによる慢性的な感染がもたらす炎症が認知機能を低下させる

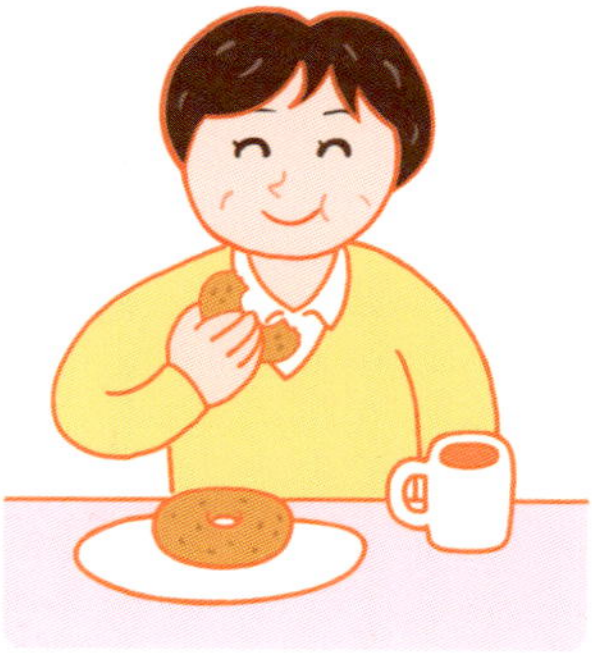

❷ 栄養不足

●インスリンが正常に働かなくなっている（インスリン抵抗性が高い）ため、ブドウ糖をうまく使えず神経細胞が栄養不足に陥っている

●ビタミンやホルモンなどが不足して代謝がスムーズに行われていない

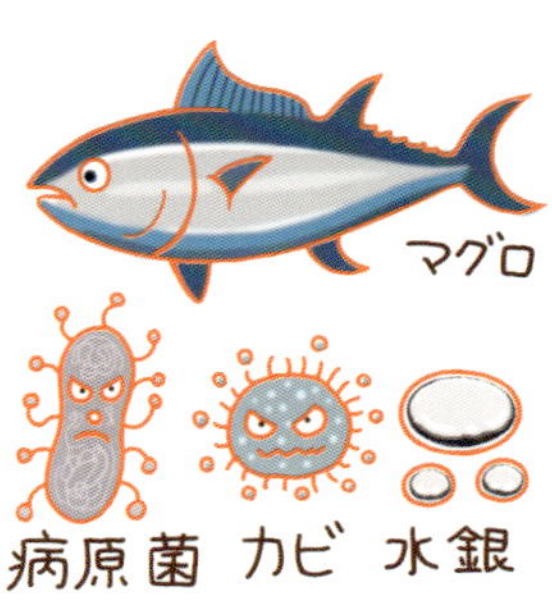

❸ 毒物

●水銀、ヒ素など毒性のある金属が体内に蓄積すると脳にダメージを与える

●農薬、殺虫剤、除草剤はヒトにも害をもたらす。鼻から吸い込むと脳を直撃

●喫煙（たばこ）は有害物質のかたまり

●カビや病原菌がつくる毒素

認知症の脳は穴があいた屋根

●36の要因が重なって認知機能が低下

ブレデセン教授は「炎症」「栄養不足」「毒物」による認知症の要因を、「屋根にあいた36個の穴」にたとえています。

雨漏りする屋根を放置すれば雨水が家の中にどんどんたまります。同じように、36の要因を放置していると、認知機能が徐々に低下して認知症へと進んでしまいます。

ブレデセン教授が示す36の要因は、むずかしい医学用語が多いので割愛しますが、わかりやすいものをいくつか次ページで紹介しているので参考にしてください。

●薬ではすべての穴をふさげない

アルツハイマー病はたくさんの原因があり、アミロイドβをどうにかすることで治る病気ではないとブレデセン教授は断言しています。

いままでの認知症研究を全面否定していますが、長年、認知症の治療にとり組んできた私もそう思います。

1錠の薬は穴の一つか二つをふさぐことはできるかもしれませんが、すべての穴はふさげません。**それぞれの穴をふさぐこまやかな対処が必要**なのです。

認知症の患者さんの脳は穴のあいた屋根

数が多く、穴が大きいほど
認知機能はどんどん低下する

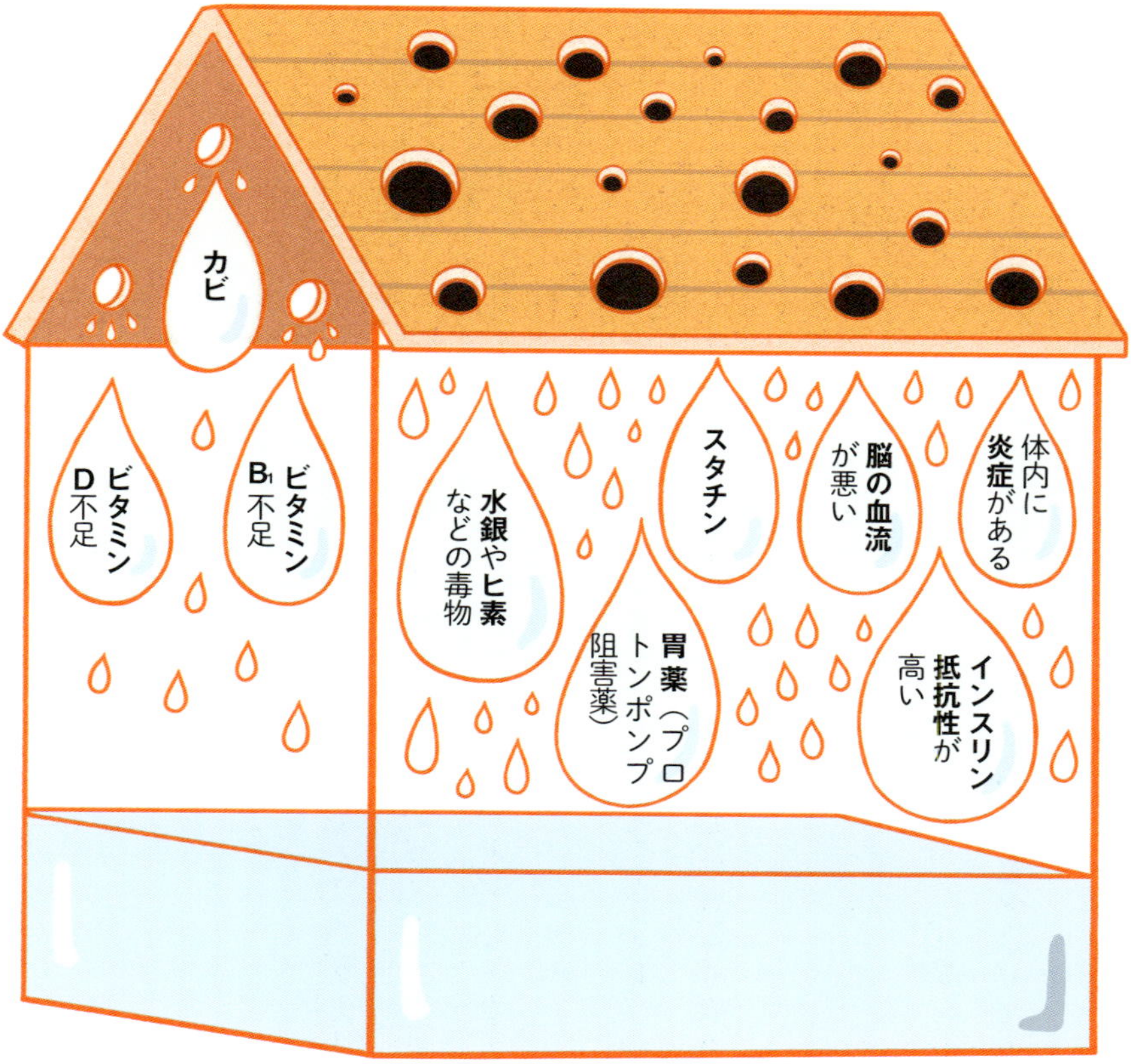

認知症が劇的によくなるリコード法

●治療には専門的な検査が必要

すでにアルツハイマー病を発症している場合は、認知機能が低下している原因を調べ、**それぞれの状態に合った対策を個別に立てる**ことで症状が劇的に改善します。

ただ、日本国内でそれらをチェックできる検査が受けられる医療機関は限られています。また、保険適用外になるので費用もかさみます。126ページでお茶の水健康長寿クリニックで行っている「神経解毒・再生治療」を紹介しているので、興味がある人はそちらを読んでみてください。

●日常生活を見直して穴をふさぐ

医療機関で専門の治療を受けるのが理想ですが、それがむずかしい場合は日常生活を見直して症状の改善をめざしましょう。

穴をすべてふさぐ必要はありません。小さくすることでも改善します。そして、**修復できる穴の数が多いほど認知機能が回復する可能性**が広がります。

まだ認知症を発症していない場合には、将来の認知症の予防になります。本書で紹介していることを**「一つでも多く」「1日でも早く」**実践することがたいせつです。

治療は穴を一つずつ埋めていく

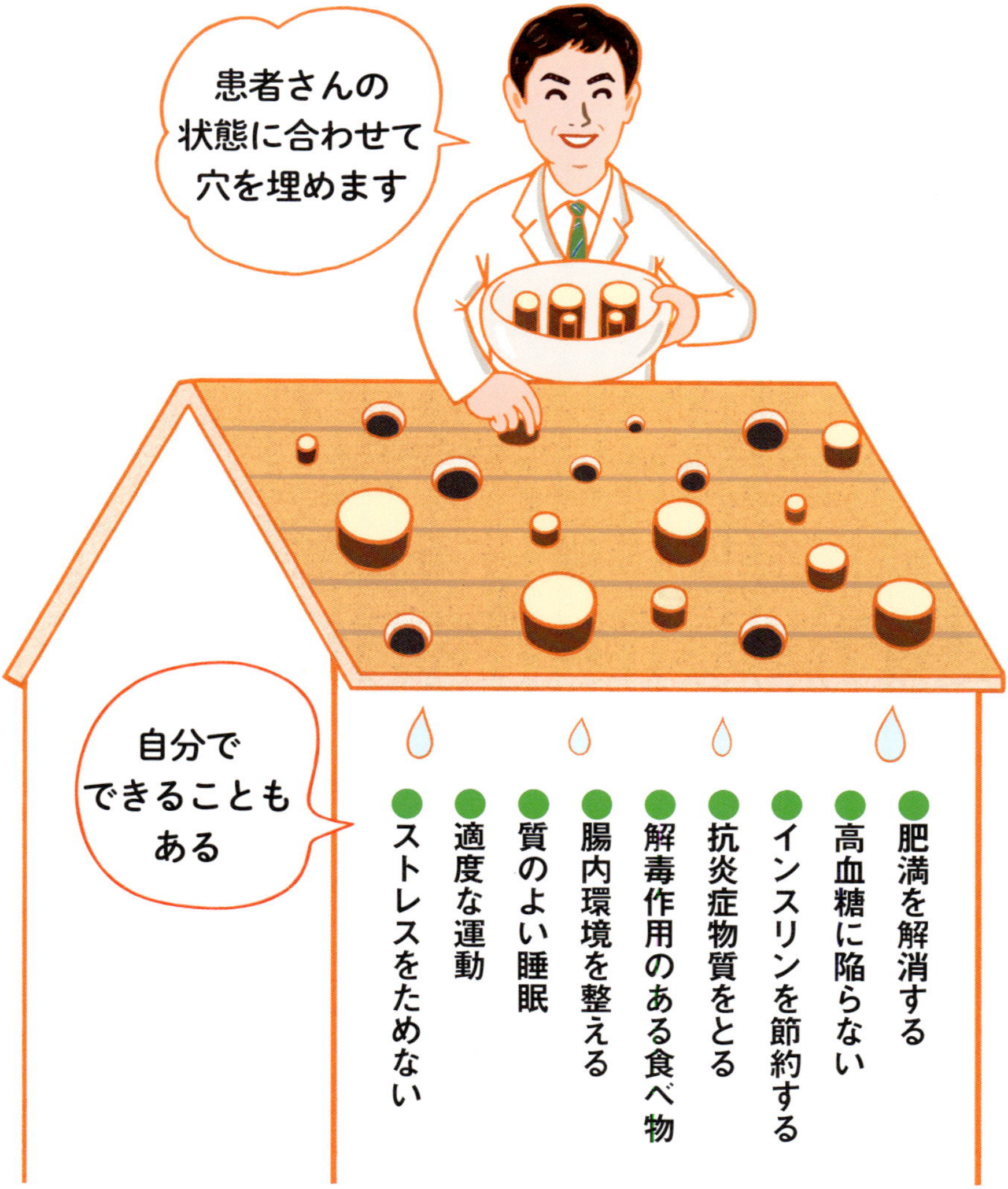

認知症の入り口は40代だった！

●認知症と診断されたときには末期

現在の日本では、認知症の診断は「要介護であるかどうか」が基準となります。認知機能の低下が著しくても、日常生活に支障がなければ認知症ではなく「軽度認知障害（MCI）」と診断されます。

一般的には、MCIは認知症の前段階といわれますが、実は、すでに症状があらわれているので「末期」を迎えていると考えたほうがいいのです。周囲の人もわかるような自覚症状が出ているときには、脳の穴の数が多く、大きくなっています。

●物忘れは認知症の始まり

単なる物忘れは病気ではなく、認知症とは違うとされていますが、私は認知機能の低下を示すサインと考えています。

物忘れが始まるのは早ければ40代くらいから。実は、40代から脳に少しずつ穴があき始め、20～30年かけて数がふえ、大きさが広がっていくのです。

60代を超えて、明らかな症状が出てきたときにはすでに手遅れです。アルツハイマー病を予防したいのであれば、40代から生活習慣を見直すことをおすすめします。

物忘れは認知機能低下のサイン

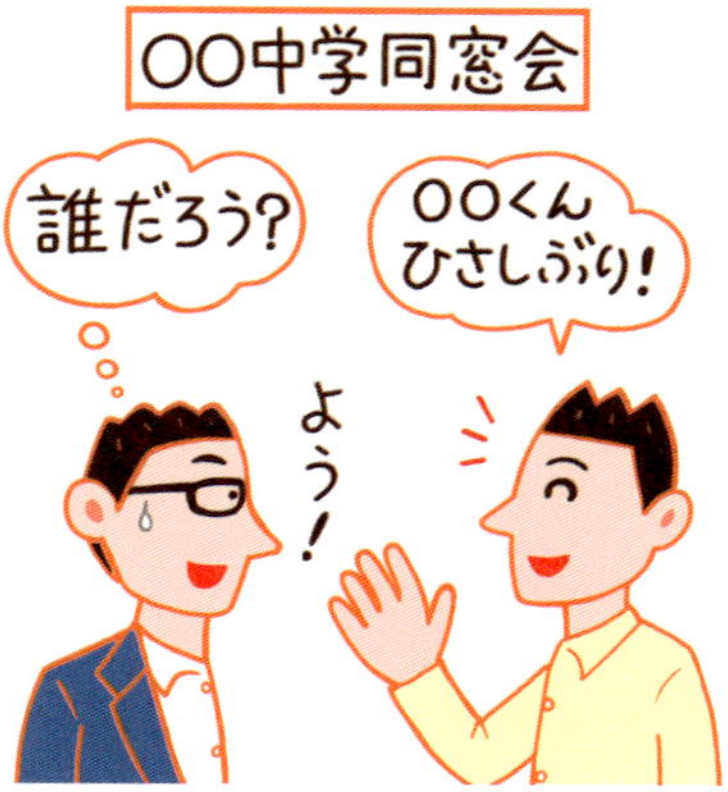

40～50代

- 人の名前を思い出せない
- 新しいことを覚えるのが苦痛になった
- 2～3日前のことが思い出せない
- 好奇心がなくなってきた
- 疲れやすく意欲がわかない

そのまま放置して20～30年たつと……

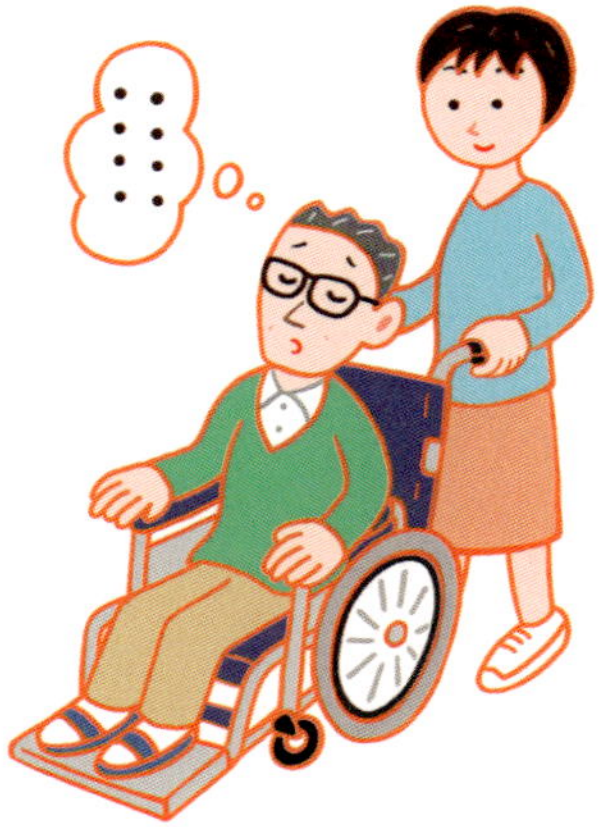

60～80代

- 家族や友人が異変を感じる
- 認知機能が著しく低下している
- 日常生活を送るのが困難
- 介護が必要になる
- 寝たきりになる

これであなたも認知症に！

●毎日の行動が脳に穴をあける

アルツハイマー病になるのはそれほどむずかしくありません。むしろ、**日本人の多くがアルツハイマー病になる生活を送っていると言ってもいいくらい**です。

朝食に甘いデニッシュパン、歯磨きせずに急いで家を出て、通勤ラッシュでストレス満載、車で営業しながらスマホをチェック、ランチはハンバーガー、気分転換にたばこを吸い、仕事の休憩に甘い缶コーヒー、帰宅後はから揚げをつまみに缶チューハイで晩酌、スマホを見ながら就寝……。

こんな生活を送っているとアルツハイマー病にまっしぐらです。でも、これにまったくあてはまらない人は少ないのではないでしょうか。日本の認知症患者の増加が心配でなりません。

●病気を治すための薬がリスクに!?

もっと残念なのは、病気を治療するはずの薬が認知症のリスクになっていることです。**コレステロールを下げるスタチンや胃酸の分泌を抑えるプロトンポンプ阻害薬は認知症のリスクを高めます。**

「認知症になろうデー」

朝

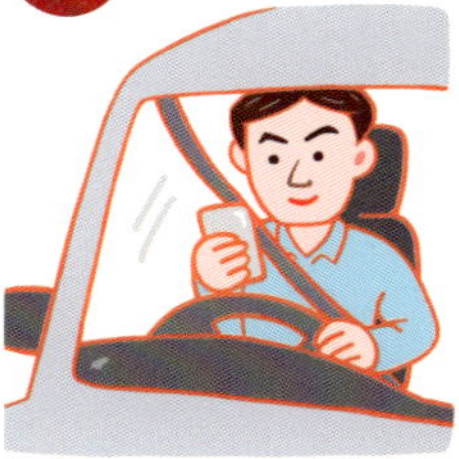

朝食はデニッシュパンなど甘いパン
（血糖値急上昇→インスリン抵抗性）

▶

歯磨きせずに出勤
（口腔内にふえた悪玉菌が脳をアタック）

▶

通勤ラッシュでストレス満載
（海馬にダメージを与えるコルチゾール増加）

▶

車で営業しながらスマホをチェック
（運動不足のうえ、日差しを浴びないのでビタミンD不足）

昼

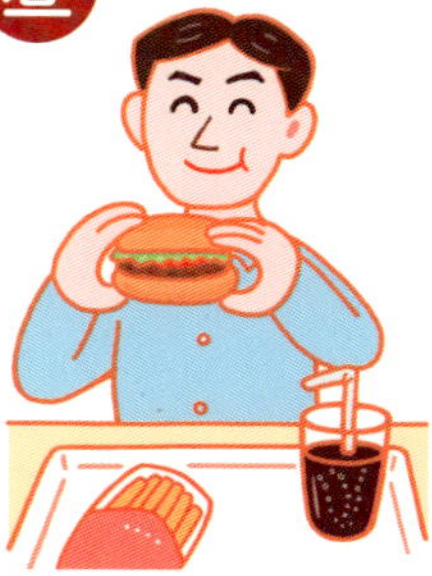

ランチはハンバーガー
（炎症を促すオメガ6たっぷりの食事）

▶

胃がムカムカするので胃薬を飲む
（胃酸が減るとビタミンやミネラルの吸収が阻害される）

▶

仕事の休憩に甘い缶コーヒー
（血糖値急上昇→インスリン抵抗性）

夜

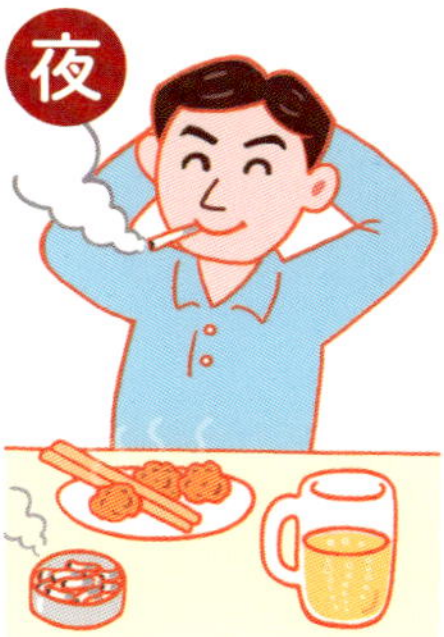

帰宅後はから揚げと缶チューハイで晩酌
（トランス脂肪酸やAGEの宝庫。血糖値も上昇）

▶

晩酌後にたばこで一服
（数百もの化学物質が脳に侵入）

▶

スマホを見ながら就寝
（熟睡できない。脳の炎症が続く）

いつ何を食べてどう生活するか

●予防の中心は「食事」にかかっている

本書では、アルツハイマー病予防のためにいますぐ「これだけは」始めてほしいことをまとめました。

その中心は食事です。アルツハイマー病の脅威である「炎症」「栄養不足」「毒物」の多くは食事由来。基本は、**炎症をもたらす食べ物や毒物のリスクがある食べ物を避け、必要な栄養をしっかりとり、解毒作用のある食べ物や炎症を抑える食べ物を積極的にとり入れましょう**。それだけで十分、アルツハイマー病予防になります。

●まずは1カ月続けてみよう

本書では、いつ、何を食べればいいのかを具体的に解説しています。また、食べるべき食品、避けたほうがいい食品も一目でわかるようまとめました。本書を読めば、アルツハイマー病にならない食事がどんなものかが具体的にわかります。

もちろん、いきなりすべてをクリアできなくてもいいのです。一つでも多く、できることから始めてください。

そして、まずは1カ月続けてみてくださ い。半年後には効果を実感するでしょう。

いますぐチェックしたほうがいいこと

- 服用している薬（睡眠薬［ベンゾジアゼピン系］、抗うつ薬、降圧薬、スタチン、プロトンポンプ阻害薬、抗ヒスタミン剤は認知症のリスクを高める）
- 飲酒量（1日の適量を守る）
- たばこを吸っている（いますぐ禁煙する）
- 歯周炎がある（口腔ケアを始める）
→124ページ
- 歯の治療法（アマルガム充填、インプラント挿入は認知症のリスクを高める）
- トランス脂肪酸の摂取量が多い（外食が多い、加工食品をよく食べる）
→112ページ
- 糖質過多な食事（インスリン抵抗性が高まる）
- おなかが張った感じがする（リーキーガット）
→99ページ
- 自宅、職場、自家用車の中がカビくさい
- 汗をかかない、便秘がち（解毒が不十分）
- 頭部に外傷を受けたことがある（脳にダメージ）
- 全身麻酔を受けたことがある（脳にダメージ）

白澤式「神経解毒・再生治療」を！

●アメリカと日本には違いがある

ブレデセン博士のリコード法はすばらしい治療法です。それはまちがいありません。ただ、リコード法をそのまま日本人が実践するにはむずかしい点がいくつかあります。アメリカと日本では食文化が違います。ブレデセン教授は「米」をできるだけ避ける赤信号食品としていますが、日本人にとって主食であるごはんを食べないことは、かなり高いハードルになります。

実際、「ごはんを食べられないならケトン体が出なくてもいい」とあきらめるかたが少なくありません。これはとても、もったいないことです。そのため、私は**夕食の玄米ごはんはOK**にしています。

タンパク質も欧米では食べすぎによるリスクが指摘されますが、日本では食べなさすぎによるリスクがあります。肉や魚、大豆製品、卵などタンパク質を多く含む食品はしっかりとったほうがいいのです。

このように、日本とアメリカでは食習慣が違いますし、体質も異なります。そのため、**日本人に合った独自の認知症治療「神経解毒・再生治療」**を考案しました。

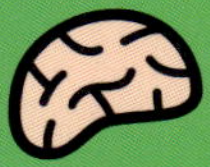

Step1

いますぐ始める
認知症にならない食事

認知症予防のカギは「ケトン体」

●予防と改善の両方に役立つケトン体

アルツハイマー病の1.5型（糖毒性）と2型（萎縮性）は、どちらもインスリンの異常が要因です。特に1.5型は糖毒性と呼ばれるほどで、**高インスリンと高血糖はアルツハイマー病の最も重要な危険因子**となります。予防のためには血糖値を上げない食事が必須です。

また、アルツハイマー病を患っている場合は、インスリン抵抗性が高いか脳のインスリン濃度が低く、神経細胞がブドウ糖をエネルギー源として利用できなくなっています。この場合、ブドウ糖以外のエネルギー源を脳に送ると認知機能が改善します。

ここで活躍するのが**ケトン体**です。これまで、脳はブドウ糖しかエネルギーとして利用できないといわれてきましたが、それは大きなまちがいでした。ケトン体も脳をはじめ生命活動のエネルギー源として利用できます。さらに、エネルギーがつくられるときに老化や病気をもたらす燃えカスが出ません。**ケトン体そのものに強い抗酸化作用があり、動脈硬化予防、認知機能アップなど、健康長寿の強い味方となります。**

ブドウ糖とケトン体の違い

過剰にとると病気を招くブドウ糖

ごはん、パン、めん、いも類、お菓子などに多い糖質が原料

すぐにエネルギー源として利用できる

食べすぎると肥満や高血糖状態を招く

高血糖状態が続くと動脈硬化が進行。脳卒中や心臓病、認知症のリスクが高まる。老化スピードも速い

健康長寿に役立つケトン体

中鎖脂肪酸や体内にため込まれている脂肪からつくられる

食事で糖質をとっているとつくられない

体内の脂肪を燃焼。脳が活性化する

認知症予防、記憶力アップ、健康長寿につながる

ケトン体の目標値は0.5～1.2

●ケトジェニックな体をめざそう

私たちの体はブドウ糖とケトン体の両方をエネルギー源として利用できるようになっています。ところが、現代人は炭水化物の多い食事に偏っていて、ケトン体をうまく合成できなくなっています。

ケトジェニックとは体内でケトン体をつくり出し、それをエネルギー源として利用できている状態のこと。**ケトン体の合成を促す食事をとり、ケトジェニックな体を手に入れることができれば、それが認知症予防、健康長寿に役立ちます。**

●自己測定器でケトン体をチェック

糖質の摂取量を抑え、ケトン体の合成を促す中鎖脂肪酸をとることで、体内でのケトン体合成が促されます。ケトン体が合成できているかどうかは、自己測定器でチェックしましょう。ただ、ケトン体がはかれる測定器は限られていて、現在は1社のものしかありません（次ページ参照）。

ケトン体の血中濃度の目標は0.5～1.2 mmol/Lです。がん治療ではもう少し高い数値になりますが、認知症予防のためであれば、これくらいあれば十分です。

ケトン体をチェックしよう

血液中のケトン体をはかる

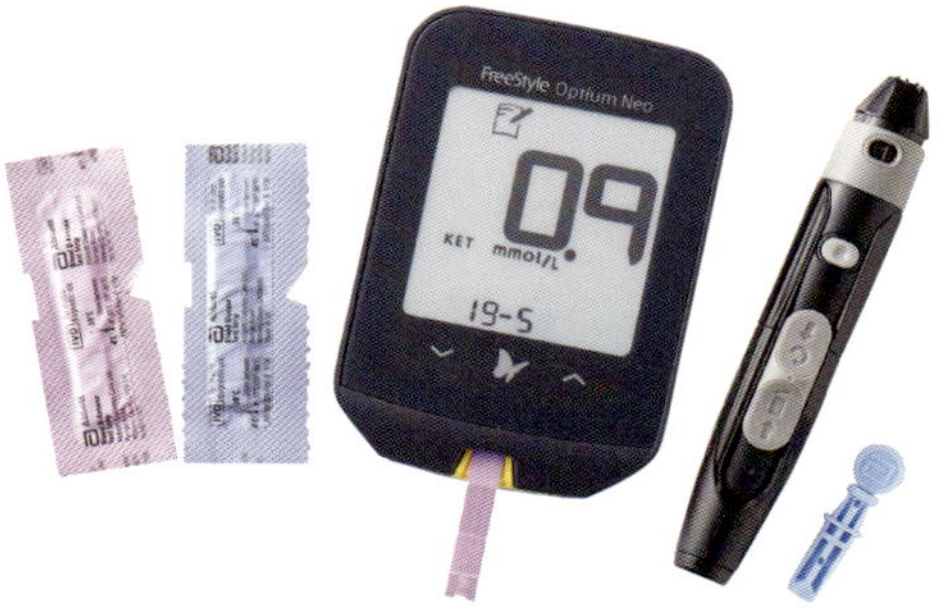

＊測定器は Amazon や楽天市場、ヨドバシ .com などで購入できる。消耗品の電極や穿刺針は処方箋を扱う薬局で薬剤師との対面販売での購入となる。購入を希望する場合はお茶の水健康長寿クリニックへ。

アボットジャパンがとり扱う「フリースタイル プレシジョンネオ」。専用の穿刺器具を使い、試験紙（電極）に微量の血液をつけて計測器にさし込むと血糖値やケトン体が測定できる。パープルがケトン体、ブルーが血糖値の電極。糖尿病や高血糖で通院している場合は医療機関で購入できる。そのほか、薬局やインターネットなどでも入手可能

ケトン体の合成を邪魔するモノ

睡眠不足
睡眠の質がよくない・不足している

ストレス
疲れている、イライラしやすい

運動不足
体を動かす習慣がない

↓

血糖値が上がりやすく、
ケトン体がスムーズにつくられない

基本は糖質制限とプチ断食

●空腹の時間がケトン体の合成を促す

体をケトジェニック状態にするには、糖質制限が必須です。ブレデセン博士は小麦も米も避けたい食品としていますが、米を主食とする日本人にとって、ごはんをがまんすることはストレスになります。ストレスは血糖値を上げますし、がまんした反動で食べすぎてしまうと意味がありません。

なにより、**私は食事には「楽しみ」も必要**だと思っています。そこで**夕食はごはんを食べてもＯＫ**にしました。ただし、夜9時までには食べ終わるようにしましょう。

●ココナッツオイルでケトン体アップ

前日の夜9時までに食事を終え、朝食をココナッツオイル入りコーヒーにすれば、**絶食時間は15時間以上**となりプチ断食状態になります。ココナッツオイルはケトン体の合成を助けるので、これだけでも十分ケトジェニックになれます。

さらに、昼食は卵料理とサラダにして、糖質を制限すれば体内のケトン体はドンドンふえていきます。夕方まで体がケトジェニックになっていれば、夕食は多少の糖質を食べてもかまいません。

糖質制限と12時間以上の絶食

朝

ココナッツオイル入り
コーヒーでケトン体アップ

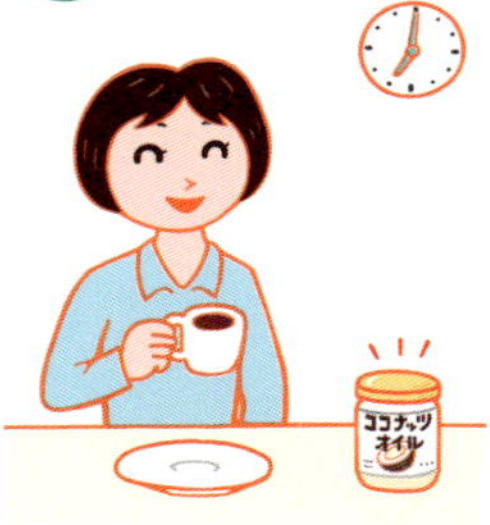

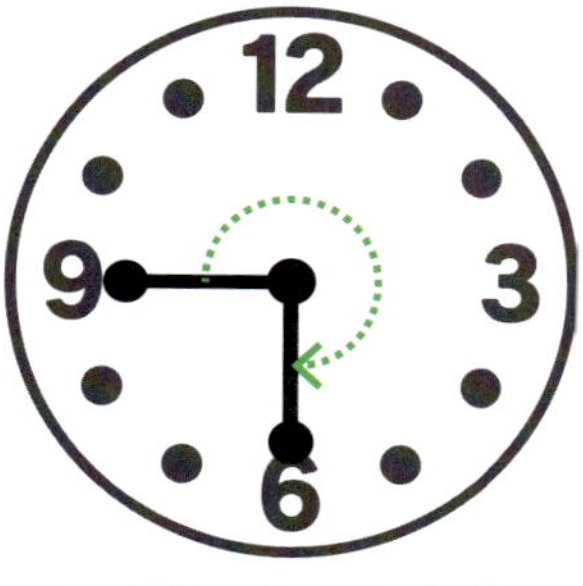

9時間以上の絶食

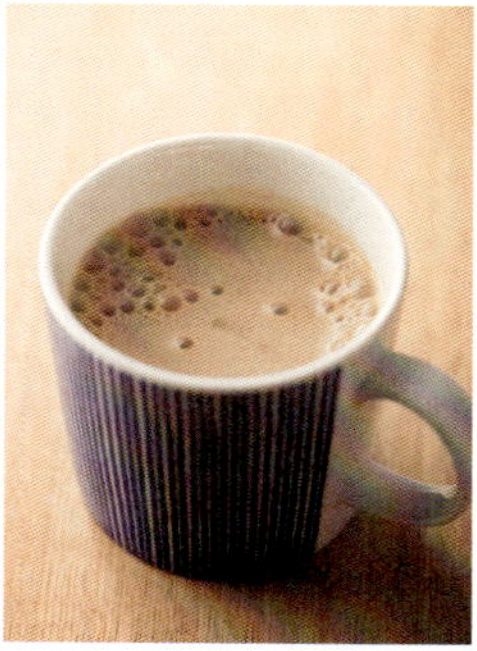

昼

卵料理と
たっぷりのサラダ

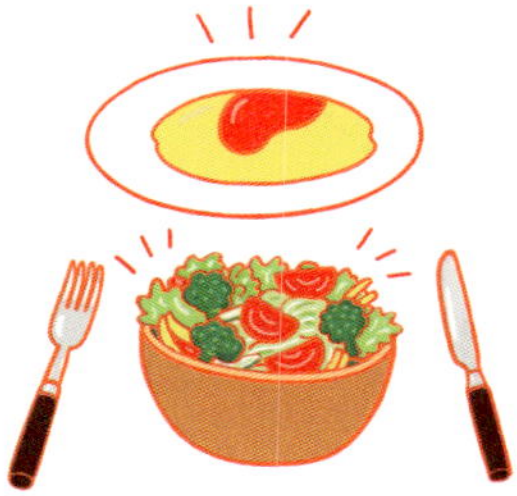

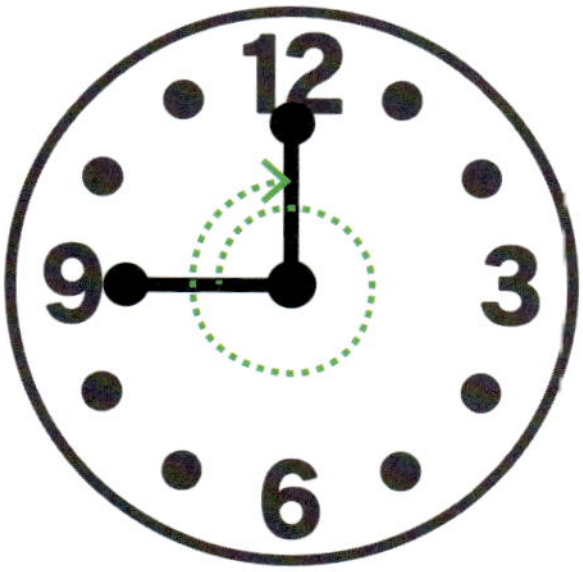

15時間以上の絶食

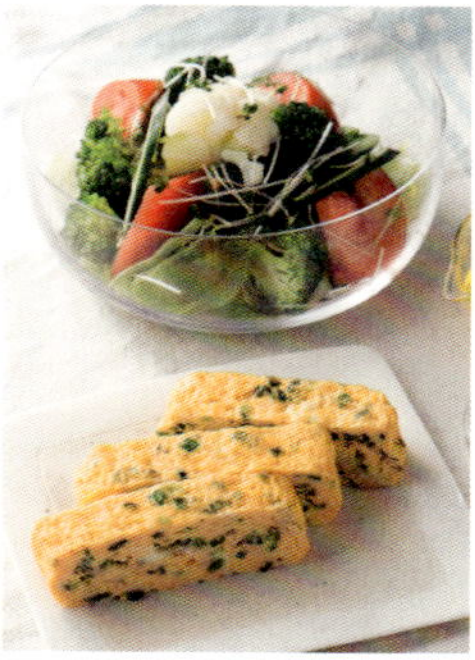

夜

好きなものを楽しむ。
ごはんもOK!

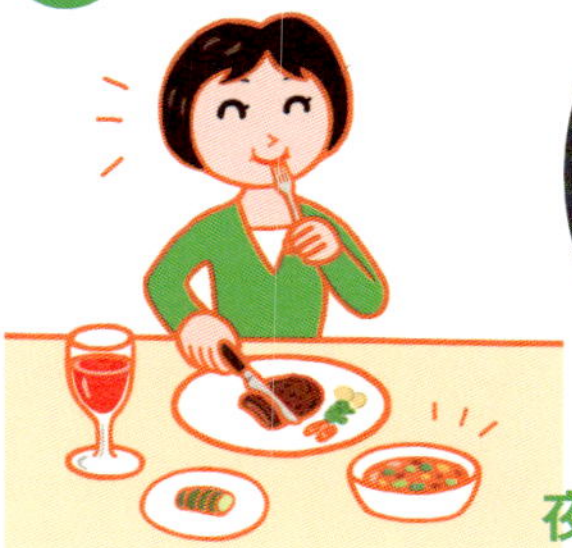

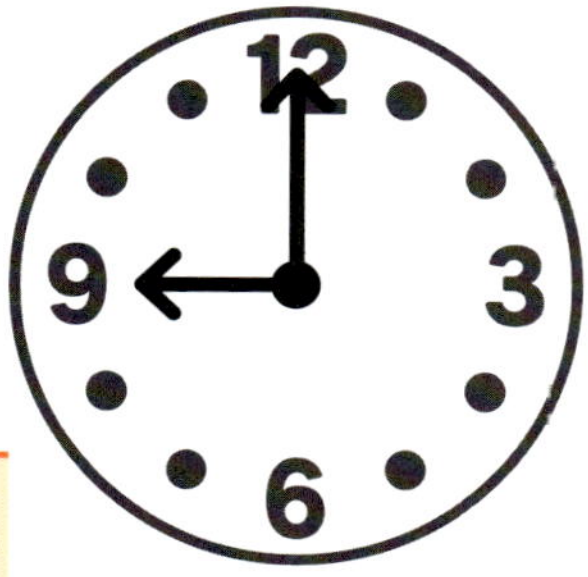

夜9時までに食べ終わり
12時までに寝る

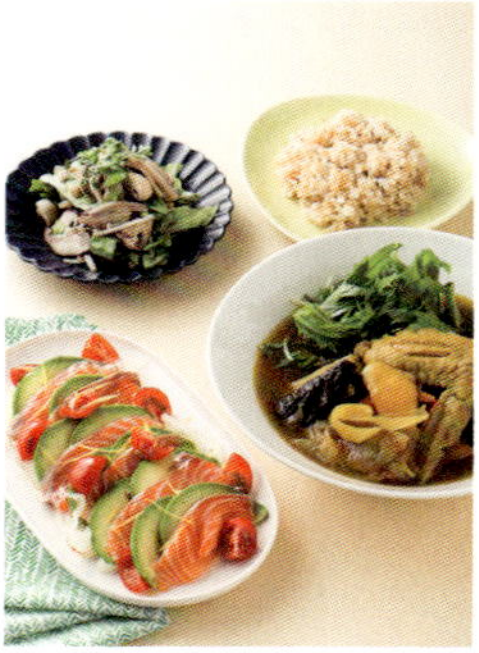

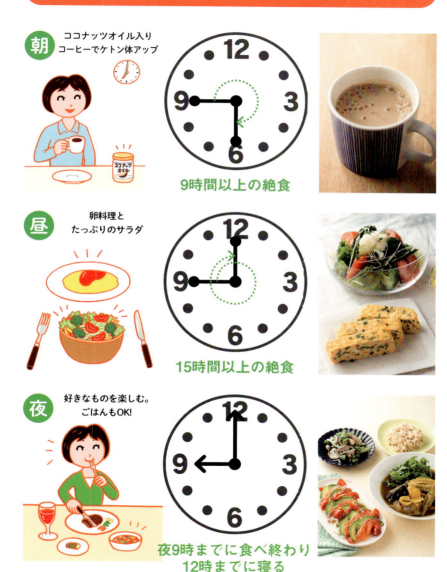

認知症がイヤならこれだけ守ろう！

●食べすぎ厳禁。空腹の時間をつくる

ケトン体の合成を促すには絶食が最も効果的です。ブレデセン博士は12時間の絶食時間をとるようすすめていますが、私は翌日の朝食をココナッツオイル入りコーヒーにすることで、15時間以上の絶食時間をつくるようにしました。

前日の夜9時までに食べ終わるように決めているのは、就寝時間を12時と想定して、夕食から就寝するまで3時間あけるためです。睡眠も認知症予防には重要ですから、夜ふかししないようにしましょう。

●解毒作用のあるものを食べる

昼食は質のいいタンパク質を摂取するための卵料理と、酵素やビタミンを効率よくとるためにサラダ（生野菜）を食べましょう。朝食、昼食の献立に頭を悩ます必要はありません。この組み合わせでOKです。

夕食は好きなものを食べてかまいませんが、**解毒作用のあるものを積極的にとり入れると認知症予防に役立ちます**。Step2で解毒効果の高い食品、炎症を鎮める食品、腸内環境をよくする食品を紹介しているので積極的にとり入れましょう。

食には楽しみも必要

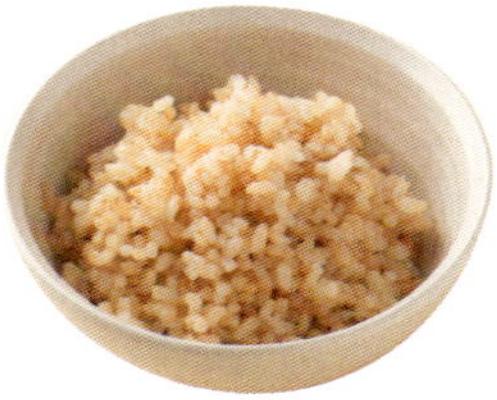

夕食は玄米ごはんOK

●ごはんを食べたいときには玄米や雑穀米を選ぶ

●玄米は精白米にくらべてビタミンや食物繊維が多い

●玄米には水銀の排泄を促すセレンも含まれている

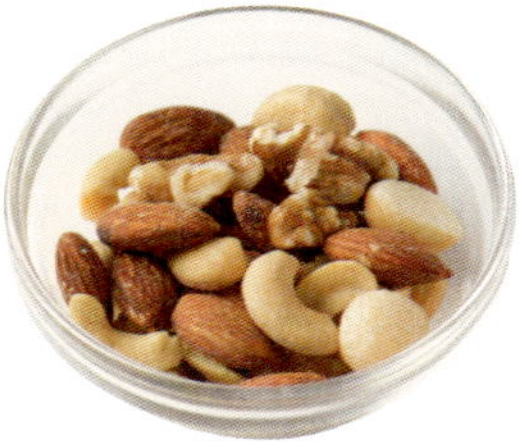

小腹が減ったときにはナッツ

●夕食までにおなかが減ったときにはナッツがおすすめ

●1日50gを目安にする

●アーモンド、くるみなどがまじったミックスナッツがよい

●塩などで味つけされていないものを選ぶ

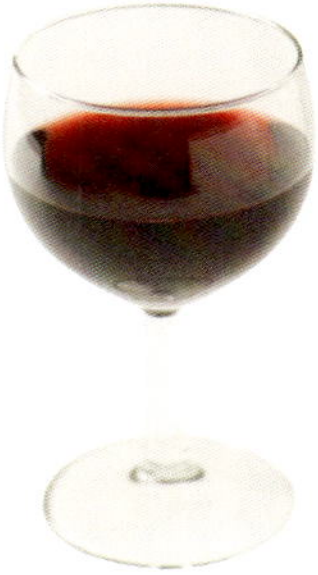

アルコールは赤ワインを

●赤ワインはポリフェノールが豊富

●1日2杯までならOK

●飲みすぎないようにする

白澤式「神経解毒・再生治療」
朝食に何を食べる？

ココナッツオイル入りコーヒーで
ケトン体アップ！
心身ともにスッキリ爽快

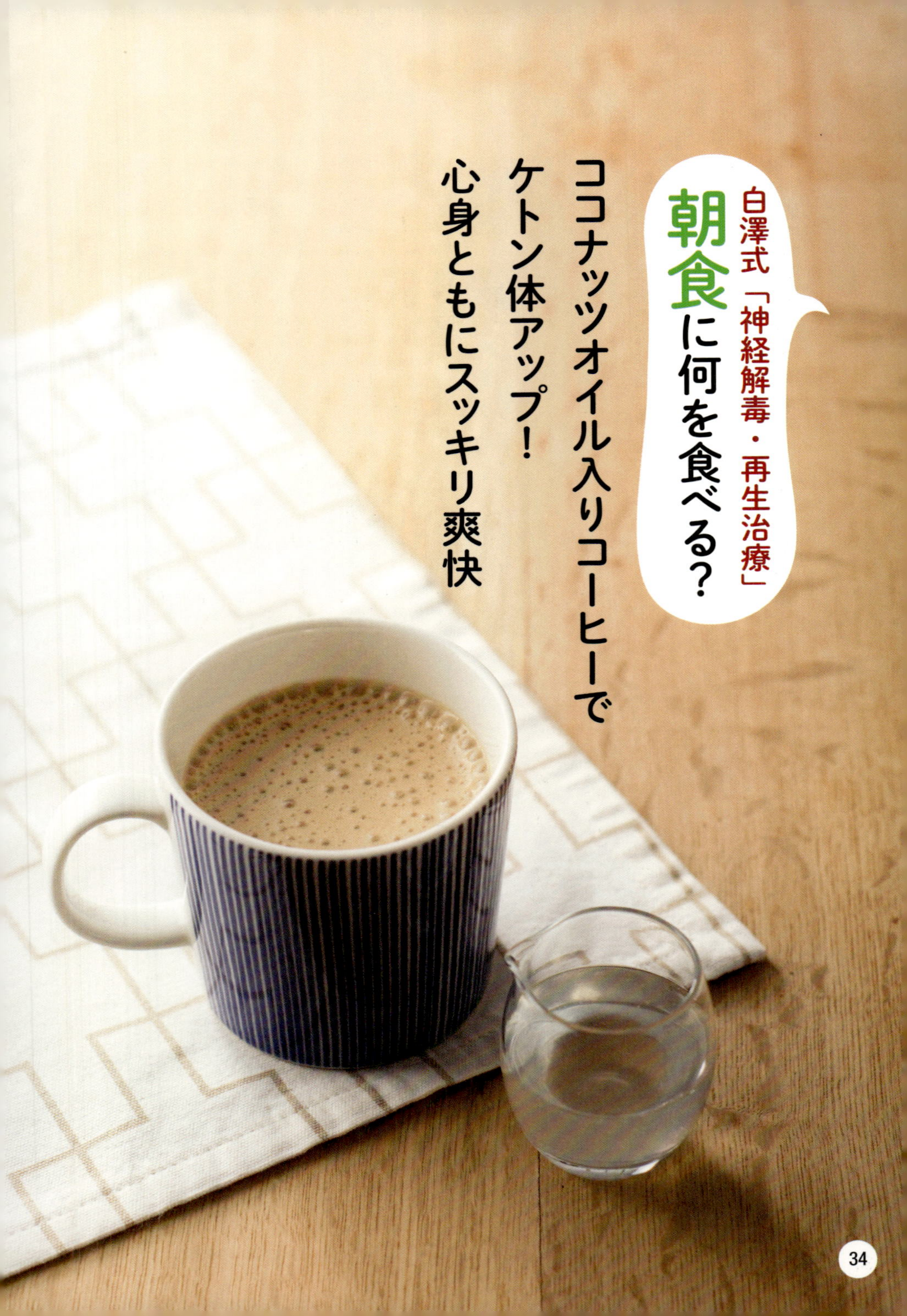

●ケトン体合成の起爆剤

私が**ケトジェニック状態を保つため**にみなさんにおすすめしているのが、**ココナッツオイル入りコーヒー**です。

ココナッツオイルはケトン体の原料となる**中鎖脂肪酸が豊富**で、適量を摂取することで**ケトン体の血中濃度がアップ**します。

これまでココナッツオイルやココナッツミルクの摂取とケトン体の数値の変化を調べてきましたが、糖質を制限してココナッツオイルやミルクをとれば、ほとんどの人でケトン体の数値が上昇していました。

料理に利用してもいいのですが、手軽にとれるのはなんといってもコーヒーです。朝、**２００㎖のコーヒーに大さじ１杯のココナッツオイル**を加えて飲めば、ケトジェニック状態を維持できます。

●ココナッツオイル以外でもOK

ココナッツオイルには独特の甘い香りがあるので苦手、オイルを飲むと下痢をするという人もいらっしゃいます。

香りが苦手な人はＭＣＴオイルでもかまいません。ＭＣＴは中鎖脂肪酸の頭文字で中鎖脂肪酸が１００％、無味無臭のオイルです。香りがついているものもあります。

腸が弱い人はココナッツミルクを入れてもいいでしょう。ただ、中鎖脂肪酸の量はオイルにくらべると少ないので、大さじ2杯など多めにとるようにしてください。

ブレンダーでカフェオレに変身

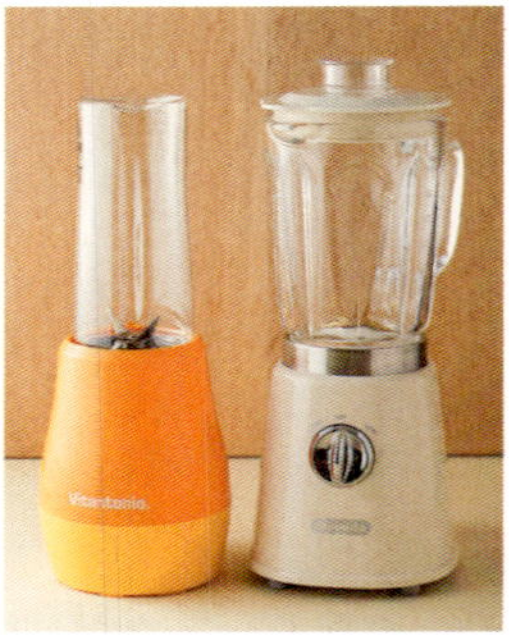

スムージーなどを作るミキサーやブレンダーで攪拌できる。耐熱の製品を選ぶこと

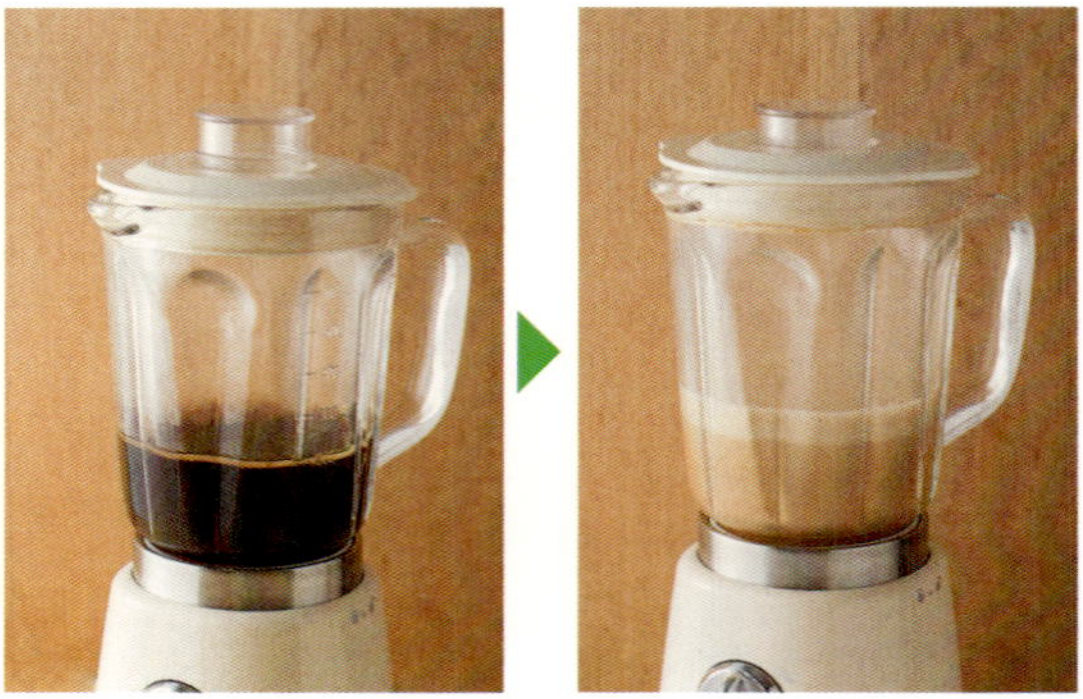

5～10秒ほど攪拌するだけでカフェオレのようになる。時間がたつと油と水が分離するので、攪拌したらすぐに飲んだほうがおいしい

●ブレンダーで攪拌すると飲みやすい

コーヒーにココナッツオイルを加え、そのまま飲んでもいいのですが、油なので抵抗があるという人もいます。

そんなときにはブレンダーで攪拌《かくはん》するようすすめています。高速で攪拌すると油の粒子がこまかくなって、水分を抱き込み「乳化」します。**乳化すると消化・吸収されやすくなるので、下痢しにくくなります。**

また、見た目や味わいがカフェオレのようになって飲みやすいのも魅力です。ケトジェニック状態をキープするためには、毎朝ココナッツオイル入りコーヒーを。

スムージーを作るためのブレンダーを使うと、簡単に乳化できます。

温度で変化するココナッツオイル

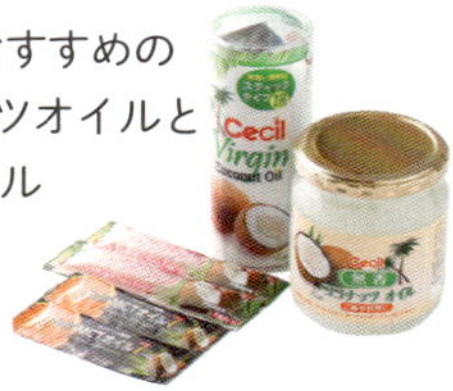

Dr.白澤おすすめのココナッツオイルとMCTオイル

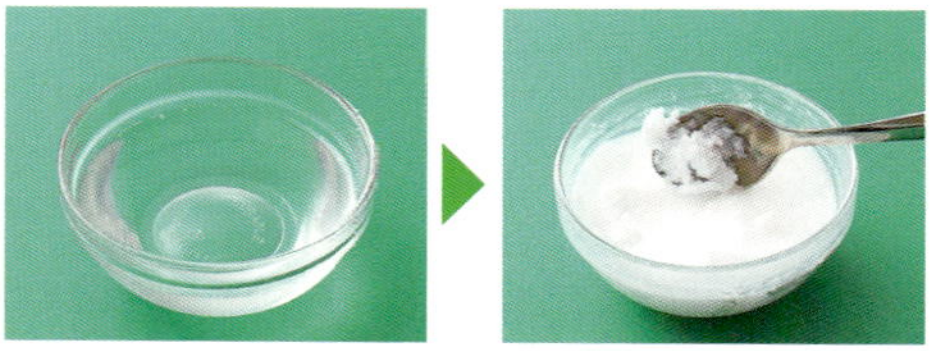

25度以上だと液体になり、25度を下回ると固まり始め、20度以下でカチカチになる

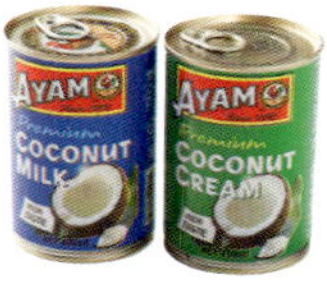

オイルが苦手な人はココナッツミルクでもOK。ミルクは日もちしないので開封したら小分けにして冷凍保存

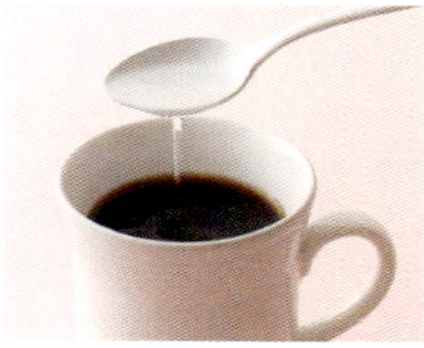

そのまま入れて飲んでもOK！目安はコーヒー1杯に大さじ1杯

●ココナッツオイルの注意点

ここ数年、ケトン体やココナッツオイルが話題になり手に入れやすくなりました。インターネットの通販や輸入品を扱うショップを探せば見つかります。いっときはスーパーでも扱っていたくらいです。

ココナッツオイルは温度で液体から固体へと変わります。気温が25度以上の夏場は完全な液体になりますが、気温が25度以下になると白く濁ってきて、20度以下になると完全に固まります。流しにそのまま捨てると配水管が詰まってしまうことがあるので、ふきとるなどして処分しましょう。

開封しなければ常温で約2年保存できますし、開封しても1年は日もちします。

白澤式「神経解毒・再生治療」
昼食に何を食べる?

卵は質のよいタンパク質が豊富
1日2~3個食べよう!
生野菜もたっぷりとろう

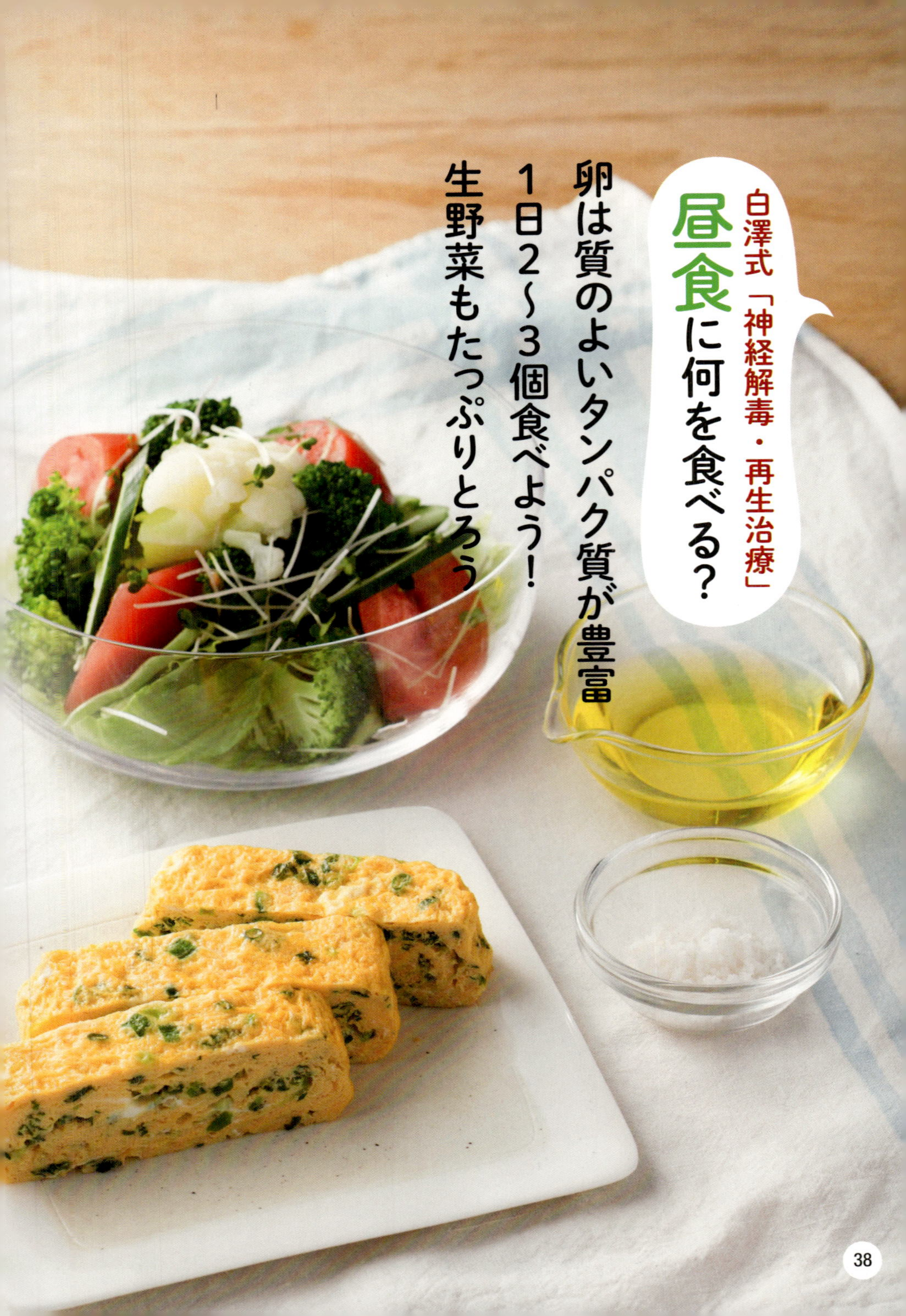

●昼食も糖質制限すればバッチリ

確実にケトン体の血中濃度を高めるために、昼食ではごはんなどの糖質を制限します。私が**昼食にすすめているのは、卵料理とたっぷりのサラダ（生野菜）**です。

卵は**質のよいタンパク質**が豊富ですし、体が必要とするビタミンやミネラルのほとんどを含む、とても栄養バランスがいい食品です。**認知症の予防に役立つコリンやビタミンD、免疫力を高めるリゾチーム**など、健康長寿に役立つ栄養も満載。

かつてはコレステロールが多いからと1日1個までとされていましたが、現在、食事とコレステロールの関連性が低いことがわかりました。さらに、コレステロールが低いほうが認知症のリスクが高まるという研究報告もあるくらいです。認知症予防のためには**1日2～3個**食べましょう。

●酵素をとるには生野菜がいい

昼食でサラダをすすめるのは、**生野菜をしっかり食べていただきたい**からです。

野菜にはたくさんの栄養素が含まれていますが、そのなかには加熱すると失われてしまうものもあります。**酵素はその代表格**で50～70度以上で調理すると、酵素としての働きがなくなってしまいます。

野菜に含まれている酵素は体内の代謝をサポートします。昼はたっぷりのサラダで生野菜をしっかりとりましょう。

質のいい卵を選ぶポイント

- 平飼いされている
- 国産の飼料を食べて育っている
- 地鶏の卵
- DHAやEPAが豊富

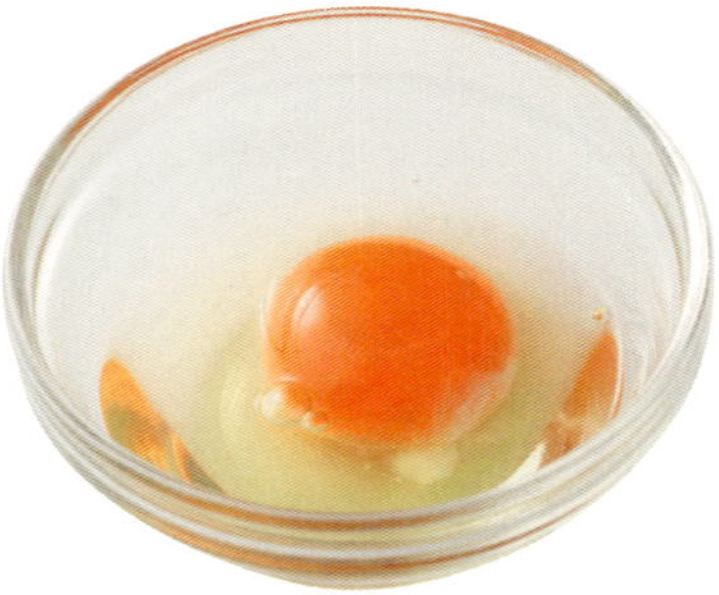

新鮮な卵は割ったときに黄身がこんもりして、白身も盛り上がっている

●卵は質をチェックしよう

体にいいはずの卵も生育環境によって、体に悪いものになってしまうことがあります。狭いケージで飼育されている鶏は、太陽の光を浴びることなく、運動もしないのでとても健康とはいえません。

病気にならないようにと抗生物質を与えられたり、遺伝子組み換えの輸入飼料を食べさせられたりしている鶏の卵は、できれば避けたほうが安心です。

卵を選ぶときには、**平飼いで育った、できれば国産の飼料を食べている鶏の卵が理想**です。パッケージに平飼いと表示されているものがあれば、それを選びましょう。地鶏の卵もおすすめです。

油と塩はココにこだわる

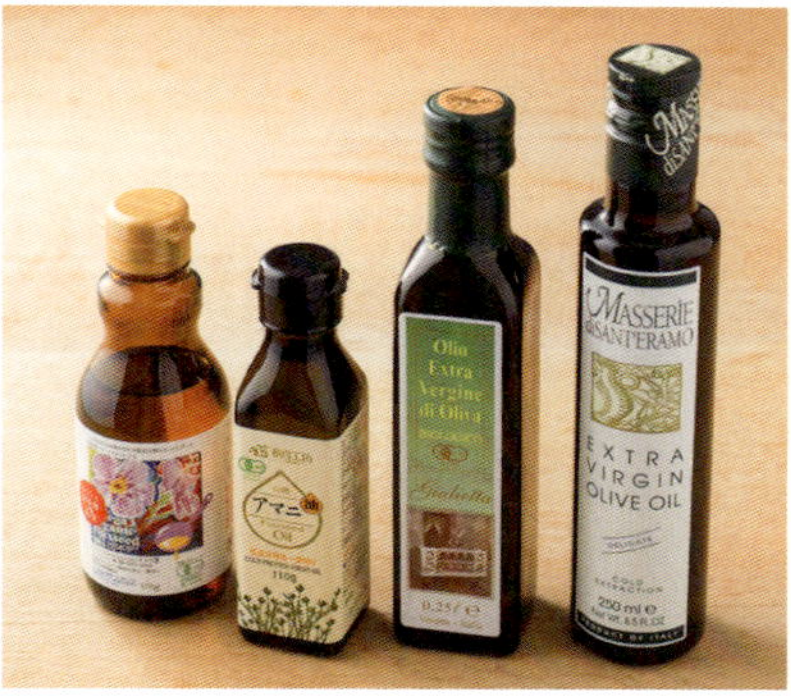

亜麻仁油やえごま油がおすすめ。エクストラバージンのオリーブオイルでもOK。酸化予防のため、遮光瓶のものを選ぶ

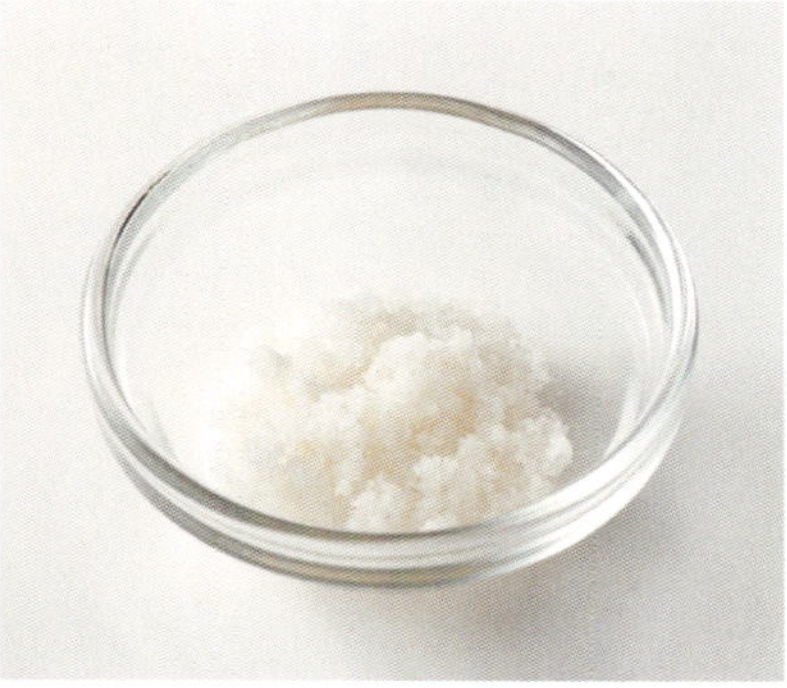

塩は藻塩焼き、塩田、釜炊きなど昔ながらの作り方のものがビタミンやミネラルが豊富でよい。製造過程をチェックしよう

●市販のドレッシングは危険

サラダを食べるときには、いい油と塩で食べましょう。市販されているドレッシングには、体内の炎症を促すオメガ6系脂肪酸が入っているものがほとんどです。血糖値を上げる砂糖入りのものも少なくありません。せっかく生野菜を食べても、それを打ち消してしまうマイナス食材です。

そもそもドレッシングの基本は、油に塩や酢、柑橘果汁を加えたものです。ドレッシングの材料をそれぞれ別にかけただけでも、十分おいしくいただけます。

ドレッシングがいいというのであれば、自家製ドレッシングを作りましょう。その**一手間が認知症予防になります。**

白澤式「神経解毒・再生治療」
夕食に何を食べる？

月曜日

最強の解毒野菜の香菜と
豊富な食物繊維で
脳と腸をデトックス。

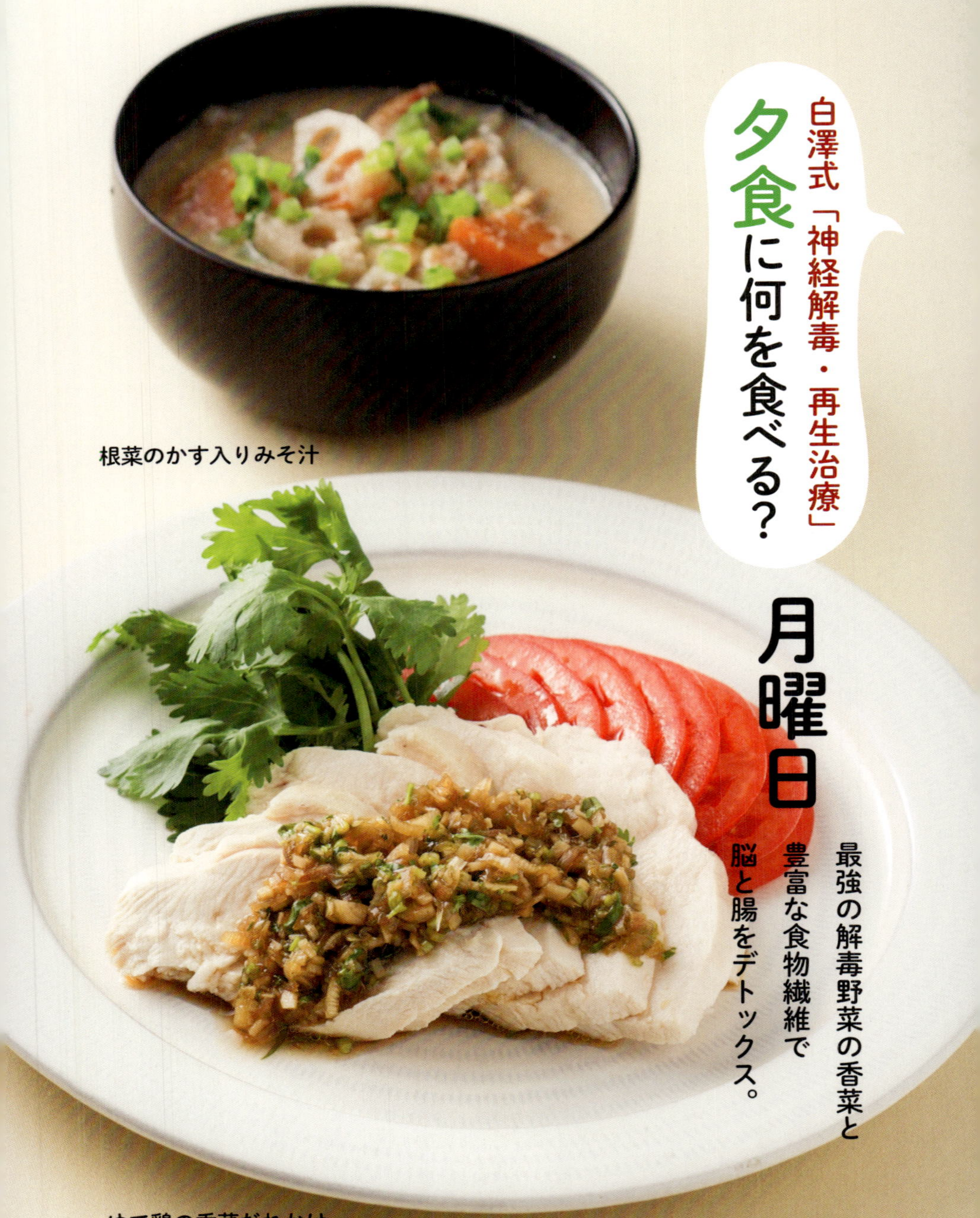

根菜のかす入りみそ汁

ゆで鶏の香菜だれかけ

月曜日

1食分の合計

■エネルギー 740kcal
■タンパク質 44.2g
■炭水化物 70.4g（10.8g）
■塩分 3.8g

※炭水化物の（ ）は食物繊維の量

玄米ごはん

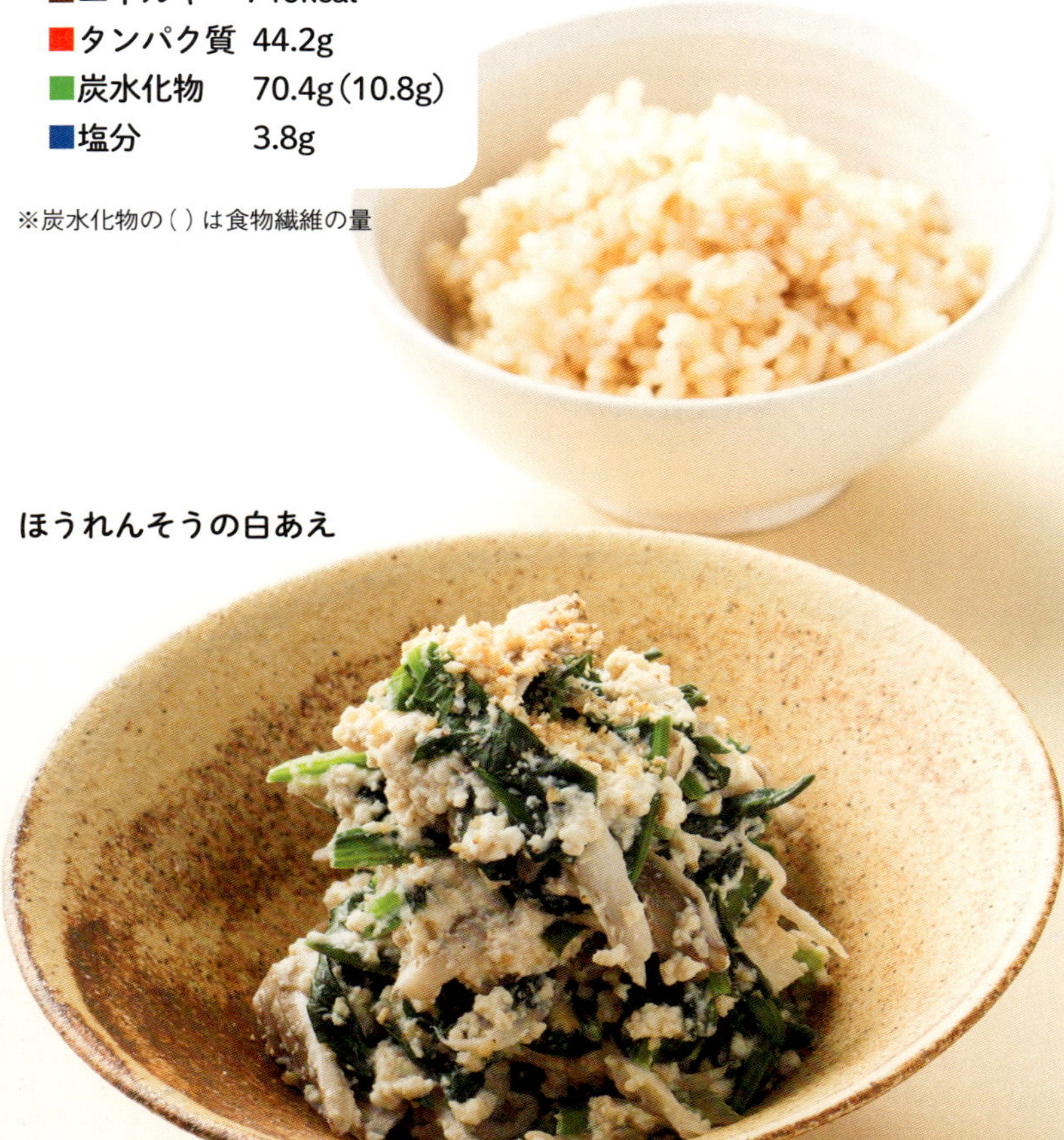

ほうれんそうの白あえ

デトックス効果抜群の
香菜だれ

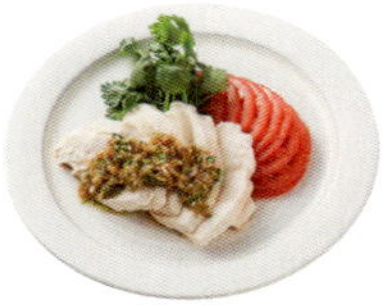

ゆで鶏の香菜だれかけ

■333kcal ■22.9g ■8.2g(1.2g) ■1.3g

材料(2人分)

鶏むね肉…1枚
A
- 青ねぎ…4〜6cm分
- しょうが(スライス)…3〜4枚
- 酒…大さじ2

香菜…3〜4本(3〜4cm長さに切る)
トマト…1個(スライス)
B
- しょうが…15g(みじん切り)
- みょうが…1個(みじん切り)
- 香菜…2〜3本(みじん切り)
- ポン酢しょうゆ…大さじ2
- オリーブオイル…小さじ2
- おろしにんにく…小さじ1
- 鶏のゆで汁…大さじ1

作り方

1 なべに鶏肉とA、たっぷりの水を入れて火にかける。
2 煮立ったらアクをとり、弱火にして8分ゆで、火を止めてあら熱をとる。
3 器に香菜とトマト、そぎ切りにした鶏肉を盛りつける。
4 Bをまぜ合わせ、3にかける。

酒かすも発酵食品。
コクが出ておいしさアップ

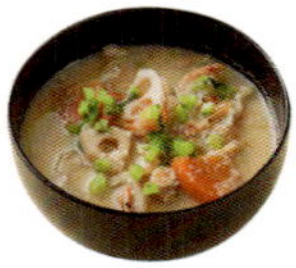

根菜のかす入りみそ汁

■107kcal ■8.6g ■19.1g(4.2g) ■1.9g

材料(2人分)

大根…100g(いちょう切り)
れんこん…80g(いちょう切り)
にんじん…40g(いちょう切り)
A
- だし…450ml
- 酒…大さじ1
- さくらえび…6g

酒かす…40g
みそ…大さじ1と2/3
大根の葉…30g(ゆでて小口切り)

作り方

1 なべに根菜とAを入れて火にかける。
2 煮立ったら中火で10〜15分煮て、根菜がやわらかくなったら酒かすを加え、よくときのばす。
3 みそをとき入れ、器に盛り、大根の葉をのせる。

月曜日

たっぷりのとうふで
ボリュームたっぷり

ほうれんそうの白あえ

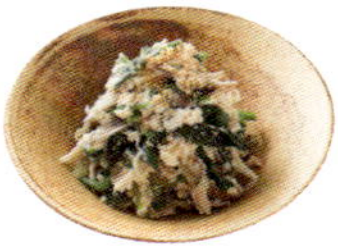

■135kcal ■9.9g ■7.5g(4.0g) ■0.6g

材料（2人分）

木綿どうふ…200g
（キッチンペーパーで包み、重しをして水きりする）
白ごま…大さじ2（からいりする）
ほうれんそう…100g
（ゆでて水けをきり3cm長さに切る）
まいたけ…80g（裂いて下ゆでする）
A
塩…少々
薄口しょうゆ…小さじ1/3
みりん…小さじ1
すり白ごま…少々

作り方

1 すり鉢に白ごまを入れてよくすりつぶし（すりごまでもOK）、とうふを加えてすりつぶしながらまぜる。

2 ほうれんそう、まいたけ、Aを加えてあえる。器に盛り、すりごまを振る。

玄米ごはん

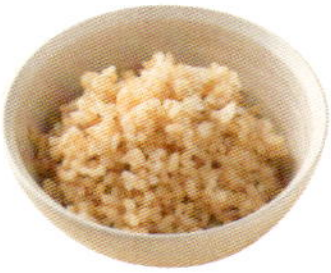

■165kcal ■2.8g ■35.6g(1.4g) ■0g

材料（1人分）

玄米ごはん…1膳分（100g）

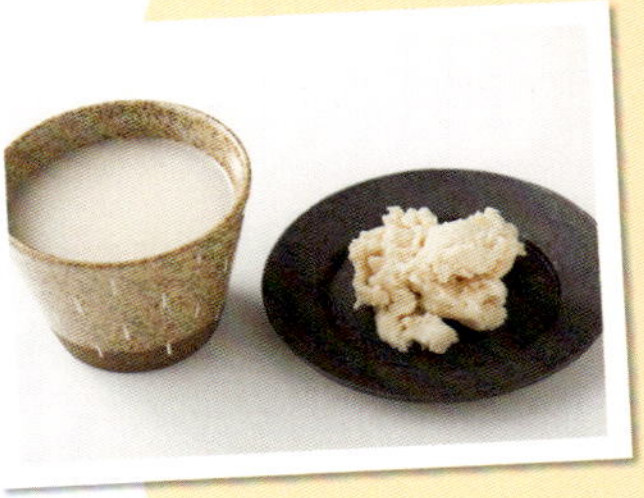

発酵食品を活用しよう

酒かすは日本酒を造ったときにできるもの。ビタミン、ミネラルのほか豊富なアミノ酸を含んでいて栄養抜群ですし、コクが出て深みのある味になります。酒かすに水を加えてあたためると甘酒になります。白砂糖は使わないほうがいいので、甘味料はみりんや甘酒など発酵食品を利用しましょう。

白澤式「神経解毒・再生治療」

夕食に何を食べる？

火曜日

とうふや納豆は植物性タンパク質の宝庫。1日1回は食べよう！

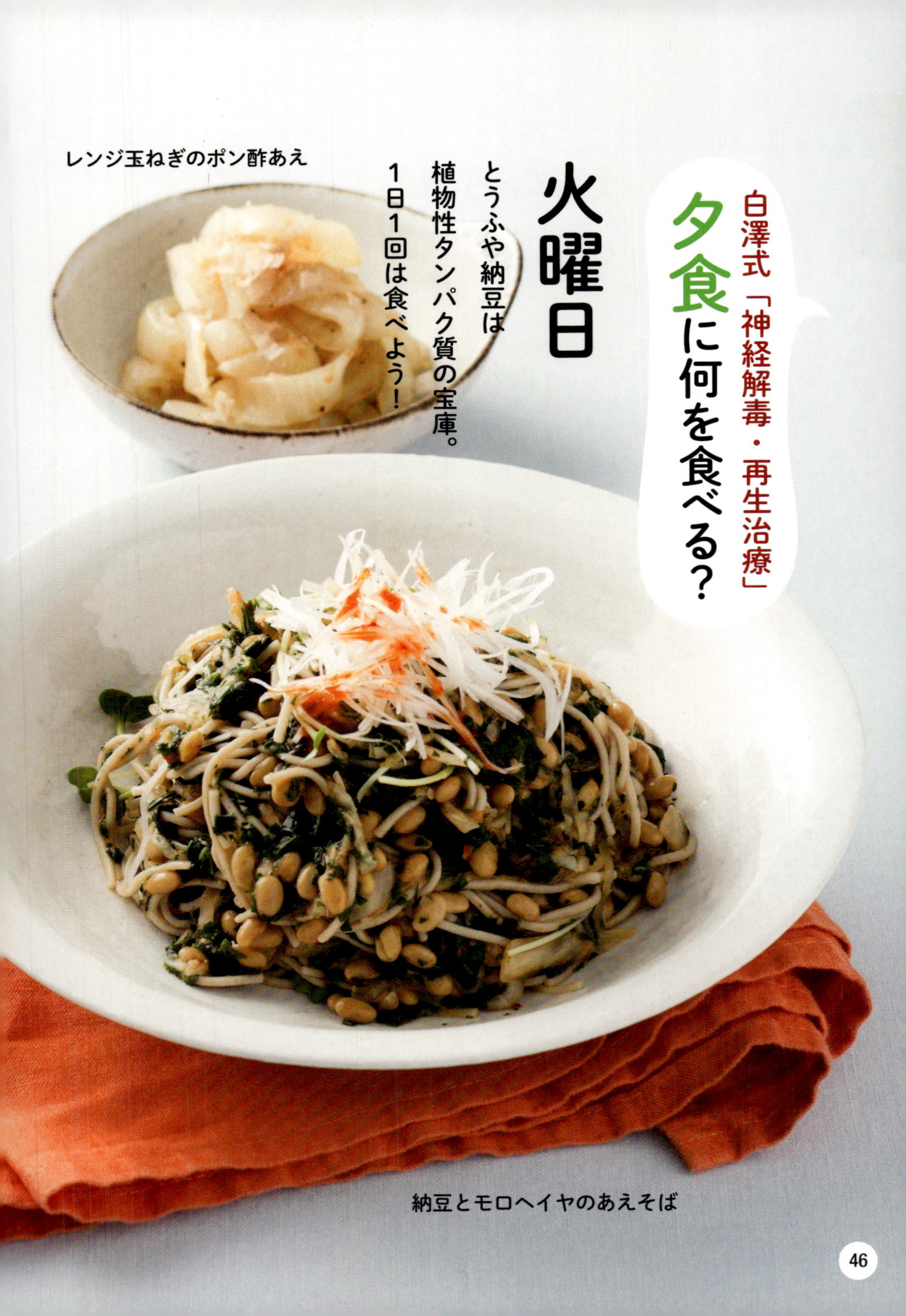

レンジ玉ねぎのポン酢あえ

納豆とモロヘイヤのあえそば

火曜日

1食分の合計

- エネルギー 622kcal
- タンパク質 41.0g
- 炭水化物 68.9g（17.9g）
- 塩分 5.6g

※炭水化物の（ ）は食物繊維の量

とうふの塩麹焼き

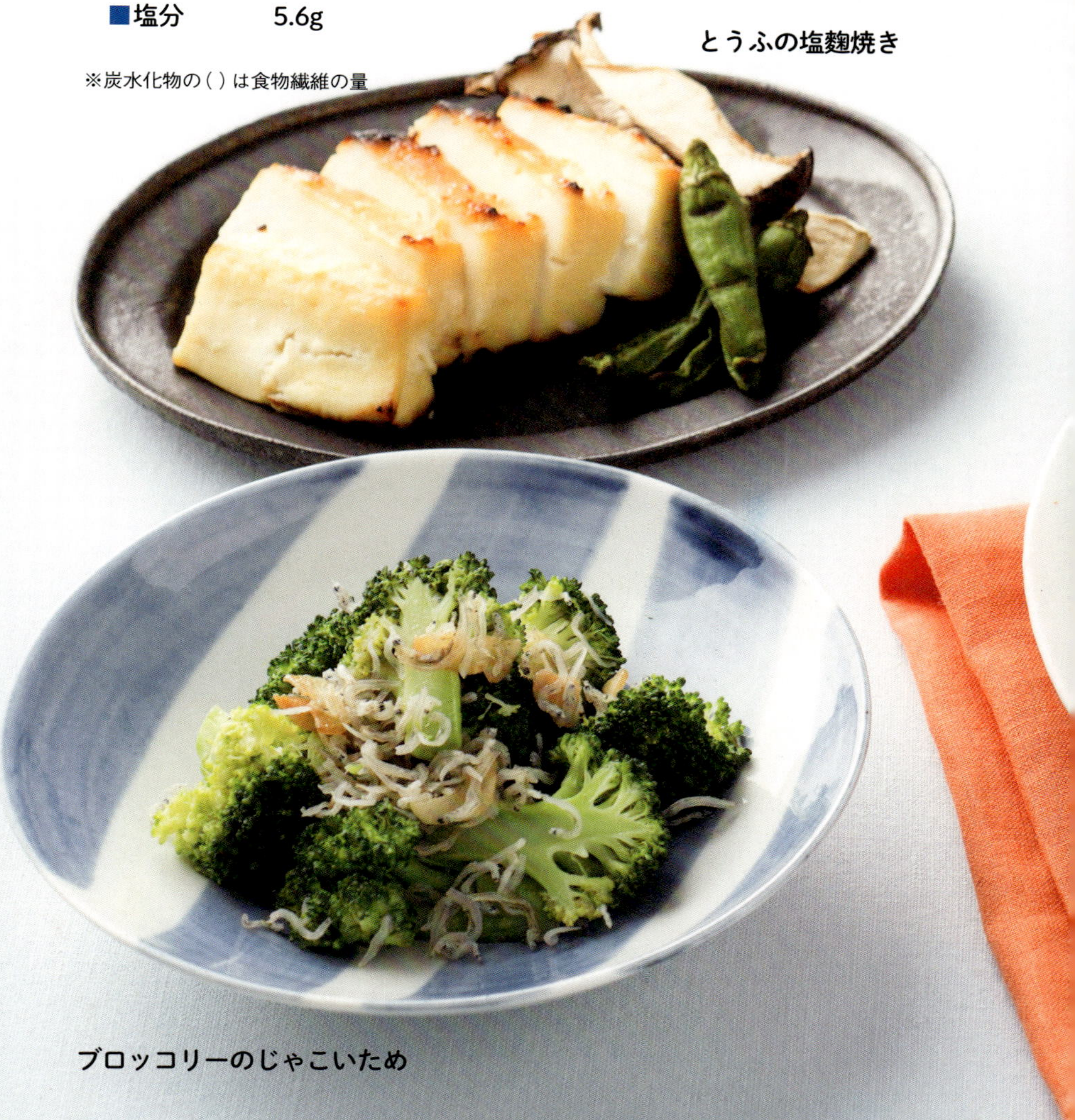

ブロッコリーのじゃこいため

せん切り大根で
めんをカサ増し

納豆とモロヘイヤのあえそば

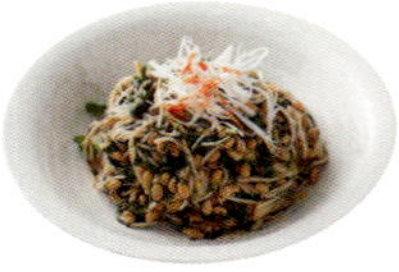

■298kcal ■17.2g ■43.5g（10.2g） ■2.0g

材料（2人分）

ゆでそば（十割）…200g
大根…150g（せん切りにして塩もみ）
納豆…2パック
モロヘイヤ…1束（ゆでてこまかく刻む）
白菜キムチ…100g（こまかく刻む）
A｜だし…80ml
　｜めんつゆ…小さじ2
しらがねぎ、ラー油…各少々

作り方

1 ボウルにAを合わせ、納豆、モロヘイヤ、キムチを加えてまぜる。
2 そば、水けをしぼった大根を加えてあえる。器に盛り、しらがねぎをのせ、ラー油をかける。

塩麹を使って
塩分控えめ&うまみアップ

とうふの塩麹焼き

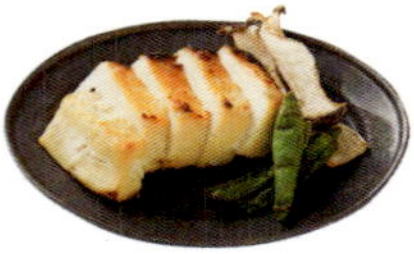

■180kcal ■15.1g ■11.4g（2.9g） ■2.4g

材料（2人分）

木綿どうふ…小2丁（キッチンペーパーで包み、重しをして水きりする）
塩麹…大さじ4
ししとうがらし…6本
（数カ所に切り目を入れる）
エリンギ…2本（縦にスライス）

作り方

1 20cm×20cmのラップに塩麹の半量を薄くのばし、水けをふいたとうふをのせ、上に残りの塩麹をぬり、ラップで全体を包み、冷蔵庫で一晩ねかせる。
2 塩麹を軽くぬぐいとった1、ししとう、エリンギをグリルで5〜6分焼く。焦げそうになったら、ししとうとエリンギを途中でとり出す。
3 とうふを適当な厚さに切り、ししとう、エリンギとともに器に盛る。

火曜日

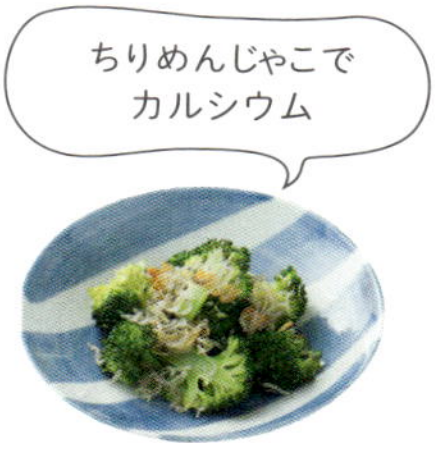
ちりめんじゃこで
カルシウム

ブロッコリーのじゃこいため

■97kcal ■6.2g ■4.4g（3.2g） ■0.7g

材料（2人分）

ブロッコリー…140g（小房に分ける）
にんにく…1/2かけ（スライス）
ちりめんじゃこ…15g
酒、水…各大さじ1
塩、こしょう…各少々
オリーブオイル…大さじ1

作り方

1 フライパンにオリーブオイルとにんにくを入れて、弱火にかける。
2 香りが立ったら、中火にしてブロッコリーとちりめんじゃこを加えていためる。
3 酒と水を加えてふたをし、2分ほど蒸し焼きにする。
4 塩、こしょうして水分がとぶまでいためる。

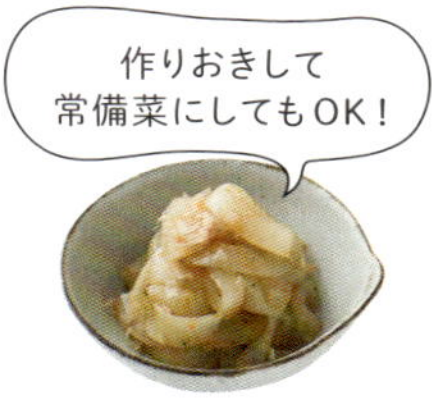
作りおきして
常備菜にしてもOK！

レンジ玉ねぎのポン酢あえ

■47kcal ■2.5g ■9.6g（1.6g） ■0.5g

材料（2人分）

玉ねぎ…1個（横にスライス）
A ポン酢しょうゆ…大さじ1
　あらびき黒こしょう…少々
　かつお節…少々
かつお節…少々

作り方

1 耐熱皿に玉ねぎをのせ、ラップをふんわりとかけ、電子レンジで5分加熱する。
2 あら熱がとれたらAを加えてまぜ合わせる。器に盛り、かつお節をのせる。

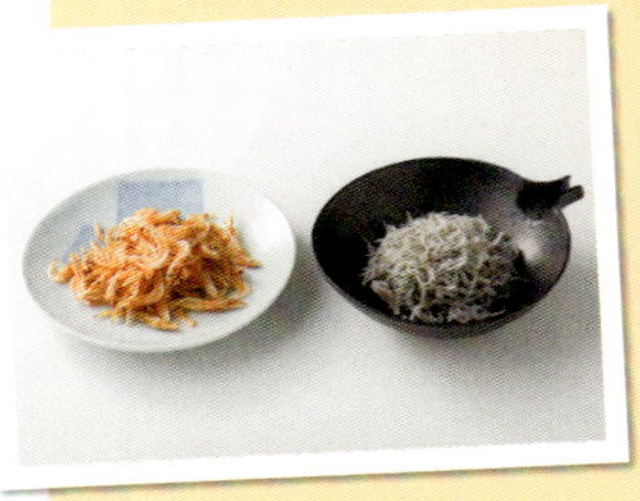

カルシウムを意識してとる

白澤式「神経解毒・再生治療」では乳製品をとらないよう指導しています。カルシウムは乳製品に頼っている人が多いので、意識してほかの食品からとる必要があります。

ちりめんじゃこやさくらえびなど、小魚やえびをまるごと食べてカルシウムをしっかりとりましょう。

白澤式「神経解毒・再生治療」

夕食に何を食べる？

水曜日

鮭のオメガ3で炎症抑制。
ぬか漬けの乳酸菌が
腸内環境を改善

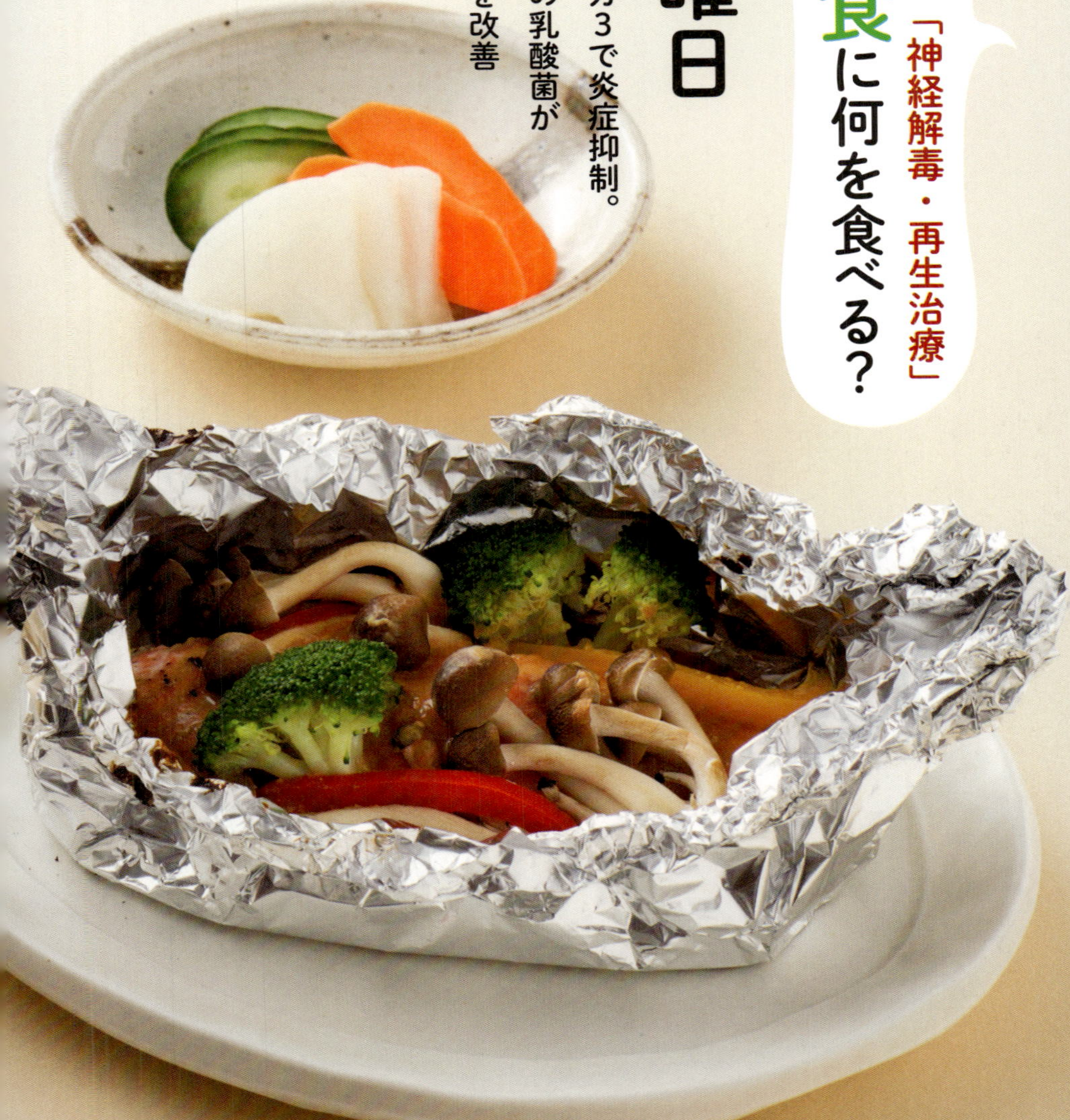

ぬか漬け

鮭と野菜のホイル焼き

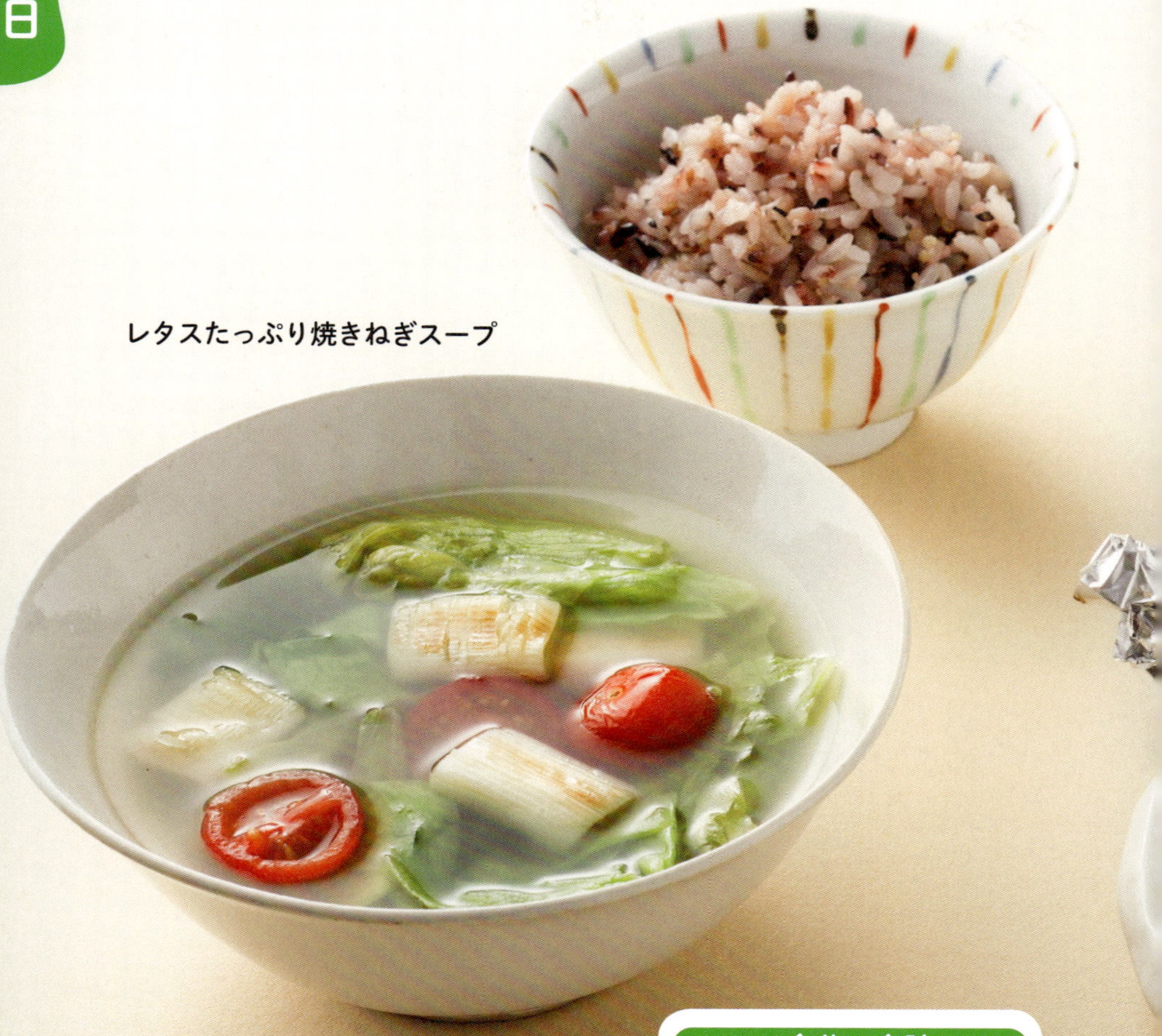

1食分の合計

エネルギー	491kcal
タンパク質	30.4g
炭水化物	63.5g（9.0g）
塩分	4.1g

※炭水化物の（ ）は食物繊維の量

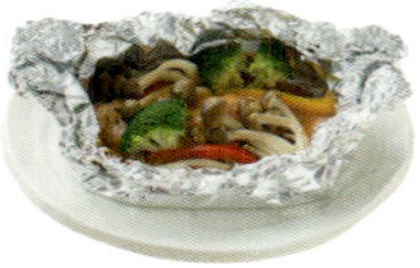

鮭と野菜のホイル焼き

■223kcal ■23.3g ■13.8g(4.6g) ■2.4g

炎症を鎮め
解毒作用もある鮭

材料（2人分）

生鮭…2切れ
玉ねぎ…1/4個（スライス）
パプリカ（赤）…1/4個（せん切り）
パプリカ（黄）…1/4個（せん切り）
ブロッコリー…80g
　（小房に分けて下ゆで）
しめじ…50g（小房に分ける）
A｜みそ…大さじ2
　｜おろしにんにく…小さじ1
　｜甘酒…大さじ1
オリーブオイル…小さじ2

作り方

1　ボウルにAをまぜ合わせる。
2　25cm×15cmのアルミホイルに玉ねぎを広げて鮭をのせ、パプリカ、ブロッコリー、しめじをのせて、オリーブオイルをかける。これを二つ作る。
3　1を半量ずつかけ、全体をぴっちりと包み、トースターで20分焼く。

＊アルミホイルの耐熱温度は660度です。トースターの熱源にふれないようご注意ください。酸性の強いものに長時間ふれるととけるので、作りおきはしないように。気になる人はクッキングシートを利用してください。

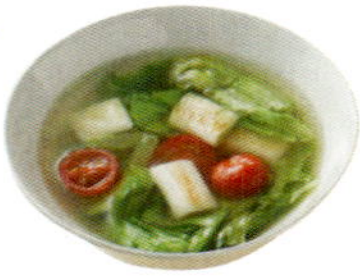

レタスたっぷり焼きねぎスープ

■74kcal ■3.3g ■7.0g(1.9g) ■0.4g

腸をよみがえらせる
滋養強壮スープ

材料（2人分）

長ねぎ…1本
　（切り目を入れて2cm長さに切る）
ボーンブロス（さっぱり鶏）（57ページ）
　…400ml
ミニトマト…4個（半分に切る）
レタス…2枚（適当な大きさにちぎる）
塩、こしょう…少々
オリーブオイル…小さじ2
＊ボーンブロスのかわりにコンソメでもOK

作り方

1　なべにオリーブオイルと長ねぎを入れ、転がしながら焼き色がつくまで弱火でじっくりと焼く。
2　ボーンブロスを加え、あたたまったらミニトマトとレタスを加えて1分ほど加熱し、塩、こしょうで調味する。

水曜日

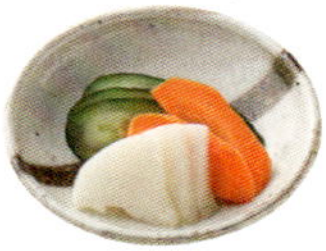

ぬか漬け

■27kcal ■1.1g ■6.3g（1.7g） ■1.3g

材料（1人分）

大根…3切れ
きゅうり…3切れ
にんじん…2切れ

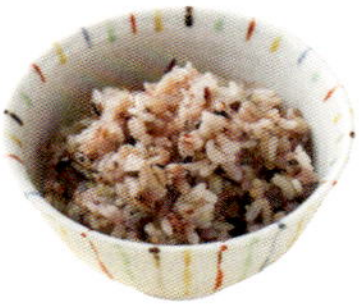

雑穀ごはん

■167kcal ■2.7g ■36.4g（0.8g） ■0g

材料（1人分）

雑穀ごはん…1膳分（100g）

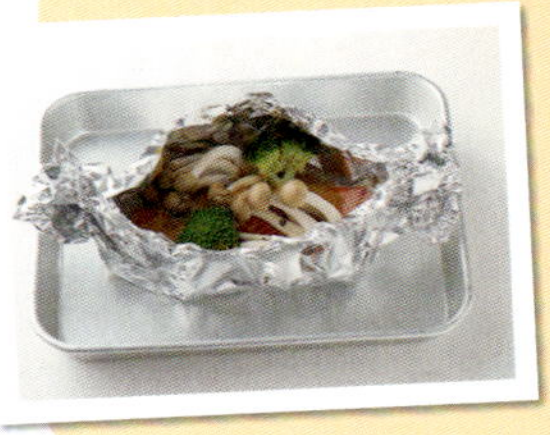

「蒸す」「煮る」でリスクが下がる

フライパンで長時間焼いたり、高温の油で揚げたりすると、炎症を招くAGEやトランス脂肪酸がふえてしまいます。炎症を抑えるためには、「蒸す」「煮る」などの調理法を活用しましょう。

漬け物もりっぱな発酵食品

ぬか漬けには乳酸菌が豊富です。市販のものを購入してもいいのですが、できれば自家製のぬかで漬けてみましょう。毎日の食卓に一品追加できます。

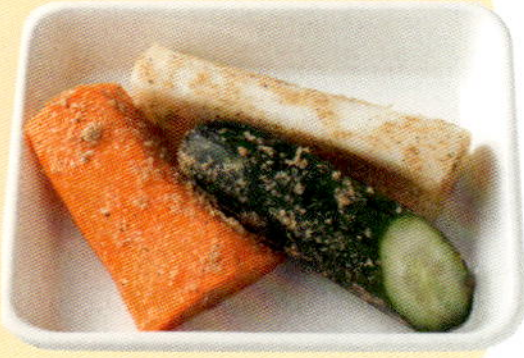

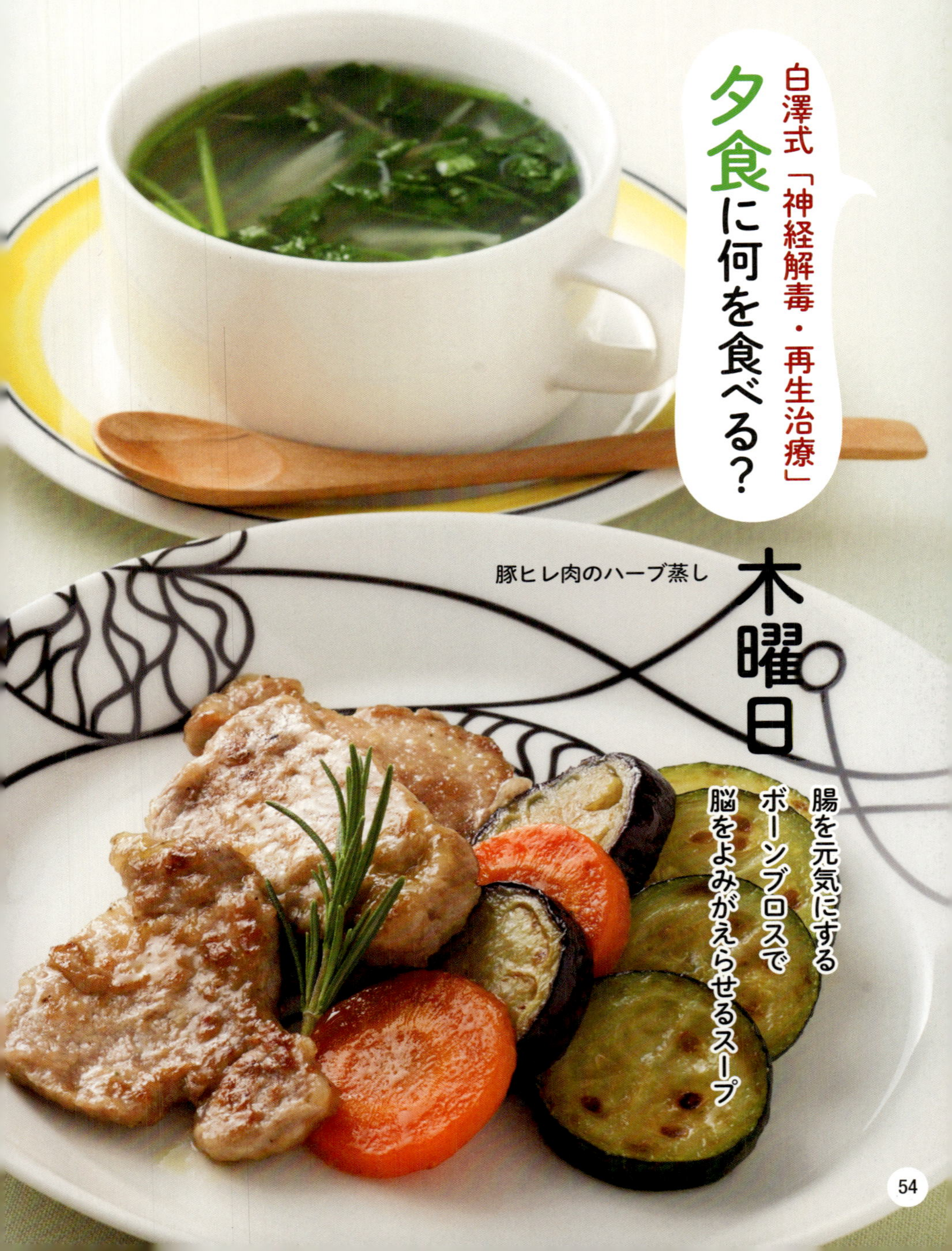

にんにく入りきのこスープ

豚ヒレ肉のハーブ蒸し

白澤式「神経解毒・再生治療」夕食に何を食べる？

木曜日

腸を元気にするボーンブロスで脳をよみがえらせるスープ

木曜日

1食分の合計

■エネルギー	458kcal
■タンパク質	34.6g
■炭水化物	54.4g（6.3g）
■塩分	3.5g

※炭水化物の（ ）は食物繊維の量

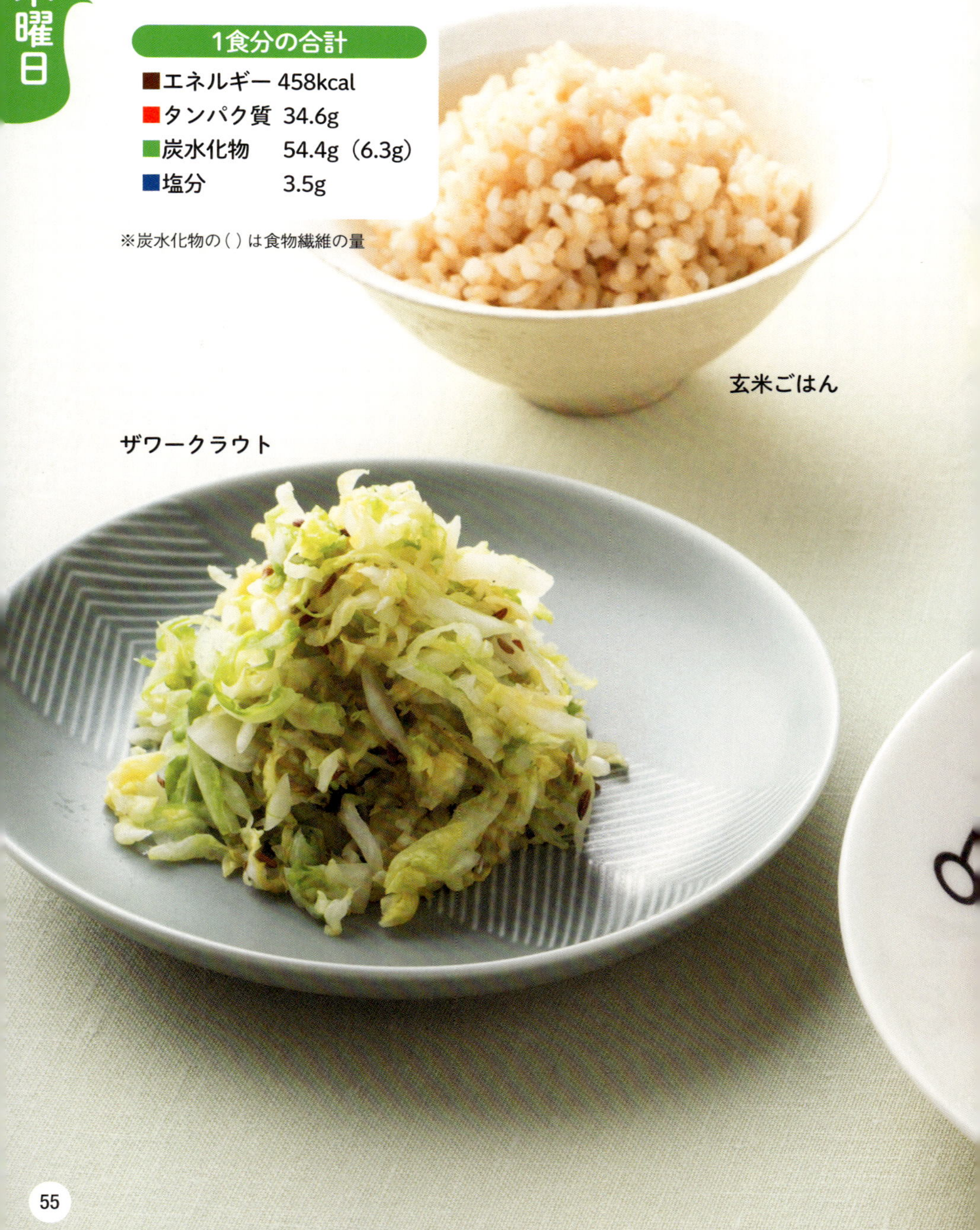

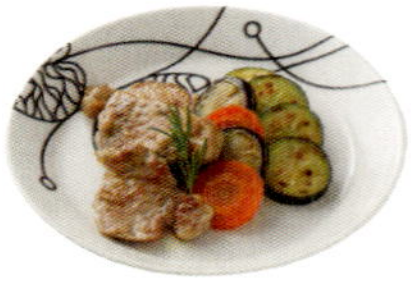
ハーブは好みで。
ビタミンB_1たっぷり

豚ヒレ肉のハーブ蒸し

■207kcal ■21.3g ■8.0g（2.0g） ■1.1g

材料（2人分）

豚ヒレ肉…180g
（6枚に切り、軽くたたいてのばし、塩、こしょうする）
ローズマリー…少々
ズッキーニ…1/2本（輪切り）
なす…2/3個（輪切り）
にんじん…60g（輪切りにして下ゆで）
白ワイン…大さじ3
かたくり粉…少々
塩、こしょう…各少々
オリーブオイル…大さじ1

作り方

1 フライパンにオリーブオイルとローズマリーを入れて、弱火にかける。
2 香りが立ったら、薄くかたくり粉をまぶした豚肉を入れ、あいている部分に野菜を並べる。
3 焼き色がついたら上下を返し、両面にこんがりと色がついたら、白ワインを回し入れる。
4 ふたをして2〜3分蒸し焼きにし、塩、こしょうで味をととのえる。器に盛り合わせ、ローズマリーを添える。

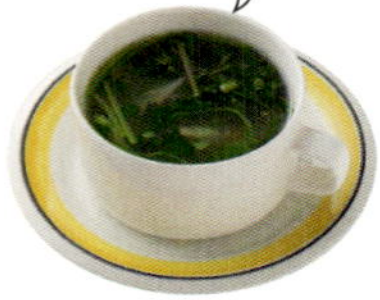
にんにくたっぷり
デトックス効果抜群

にんにく入りきのこスープ

■54kcal ■8.8g ■3.8g(0.6g) ■0.8g

材料（2人分）

にんにく…3かけ
しょうが…10g（せん切り）
ほたて水煮缶…1缶（汁ごとで70g）
香菜…30g（3cm長さに切る）
ボーンブロス（さっぱり鶏）（57ページ）
…400ml
塩、こしょう…各少々
＊ボーンブロスのかわりにコンソメでもOK

作り方

1 にんにくをたっぷりの湯で10分ほどゆでる。
2 にんにくを包丁の腹などでつぶす。
3 なべにボーンブロス、ほたて、香菜、にんにくとしょうがを入れ、あたたまったら塩、こしょうで味をととのえる。

木曜日

ザワークラウト

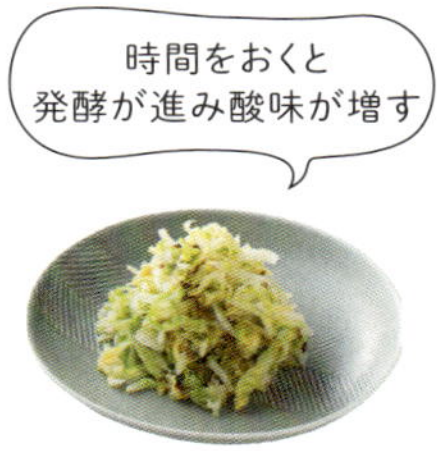

■32kcal ■1.7g ■7.0g（2.3g） ■1.6g

材料（5食分）

キャベツ…1/2個（せん切り）
スパイス（ローリエ、キャラウェイシード、
クミンシードなど）…各少々
塩…8g
粒黒こしょう…少々

作り方

1 ボウルにキャベツを入れ、塩を振り入れて全体をよくまぜ、10分ほどなじませる。
2 水けをしっかりしぼってから保存容器に入れ、しぼった汁すべて、こしょう、スパイスを加えまぜる。常温（20度くらい）で5日ほどおいたら食べごろ。

玄米ごはん

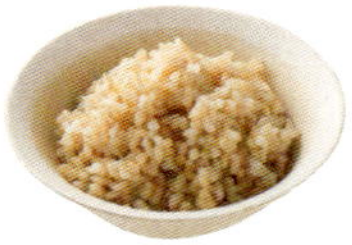

■165kcal ■2.8g ■35.6g（1.4g） ■0g

材料（1人分）

玄米ごはん…1膳分（100g）

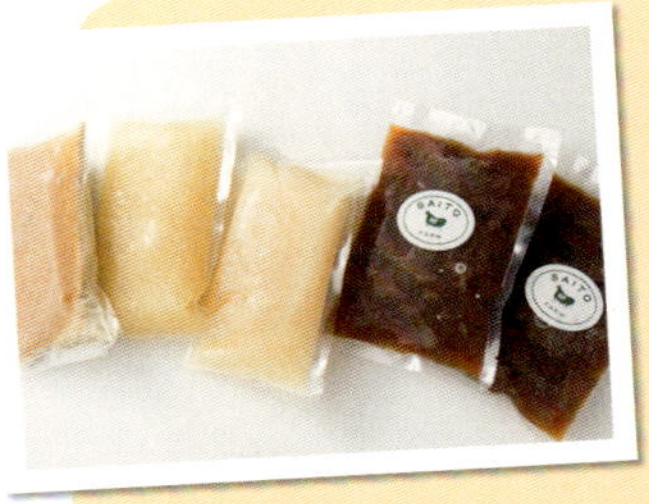

栄養抜群のボーンブロス

鶏、豚、牛などの骨をコトコトと長時間煮込んでとっただしがボーンブロス。腸の粘膜を修復するので、滋養強壮に効果があると注目されています。市販されている商品もあるので活用しましょう。

【and Rebone】
白湯師がこだわり、独自の製法で製造するボーンブロスを販売。味はつけず、冷凍で販売している。好みで希釈してスープやなべ、煮込み料理などに利用できる。現在は脂なしの「さっぱり鶏」と、脂質を含む濃厚な「チキン」「鶏豚ブレンド」「ポーク」の計4種。
問い合わせ先：http://www.bone-broth.tokyo
tel：03-6874-4001（平日9:00～17:00）

【Saito farm　麻布十番】
牧草牛のほか、牛のボーンブロスを販売。子牛の骨を2日間煮出して余分な油を除いたボーンブロス。玉ねぎ、長ねぎ、セロリなど香味野菜も入っていて、そのまま飲んでもおいしい。1パックに約150gの肉と同程度のタンパク質が含まれている。
問い合わせ先：http://saitofarm.jp
tel：03-6804-2984（12：00～19：00）

白澤式「神経解毒・再生治療」

夕食に何を食べる？

金曜日

脳を活性化させるカレーと
ココナッツミルク。
ボケ予防のダブル効果

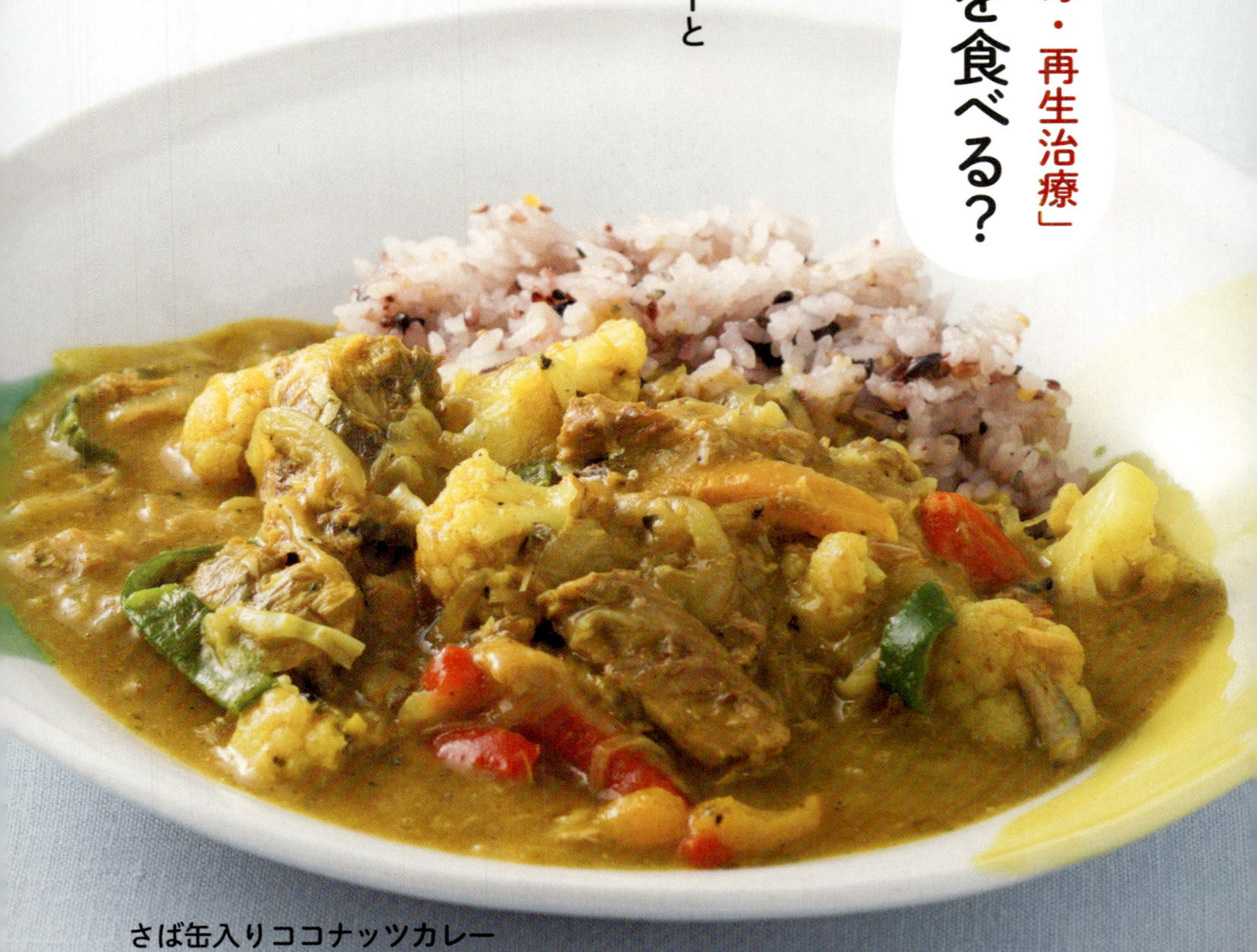

さば缶入りココナッツカレー

金曜日

1食分の合計

■エネルギー 875kcal
■タンパク質 33.1g
■炭水化物 96.9g（11.3g）
■塩分 2.4g

※炭水化物の（ ）は食物繊維の量

いちごとブルーベリーのミントあえ

ピクルス

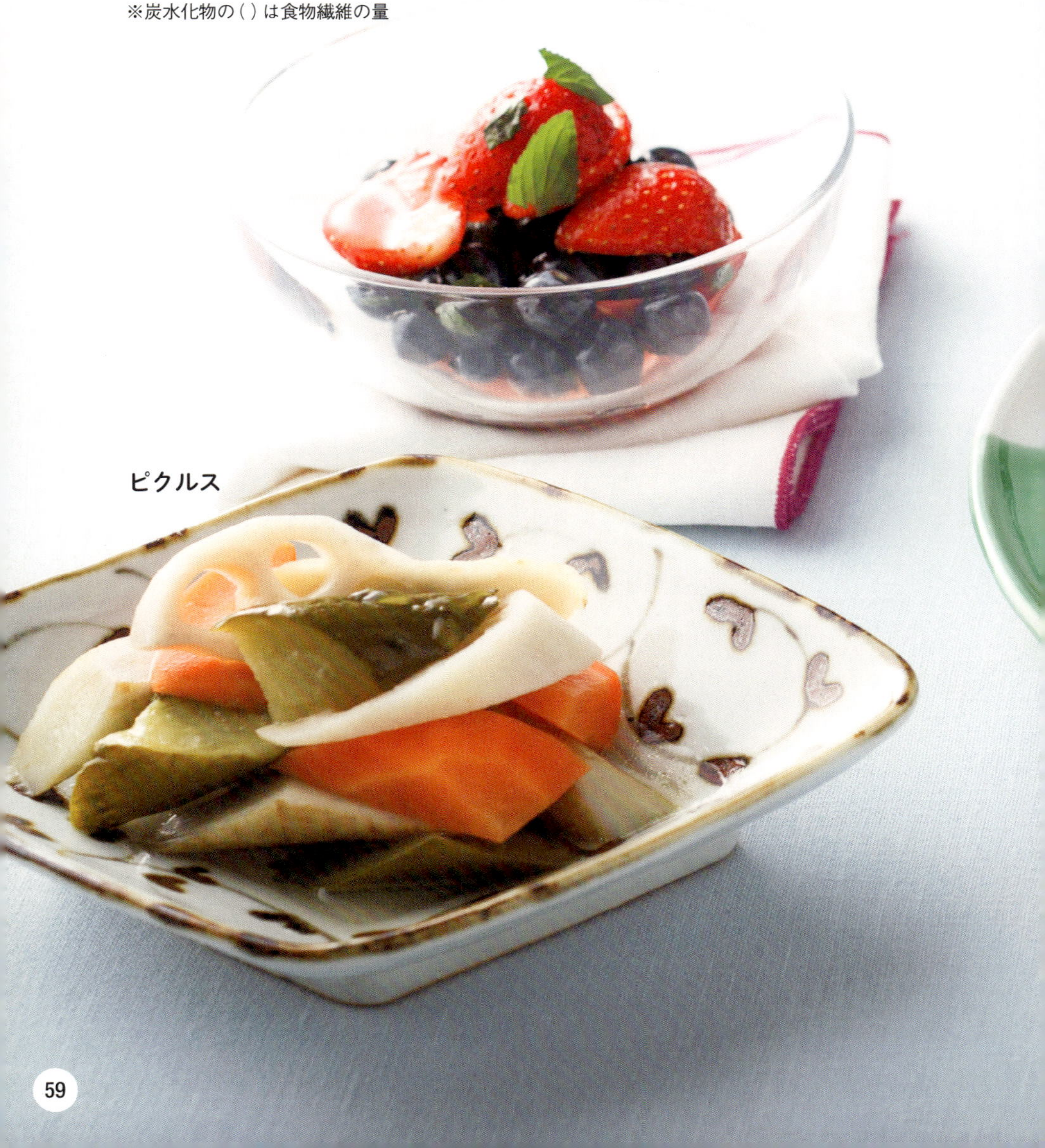

ココナッツミルクで
ケトン体アップ

さば缶入りココナッツカレー

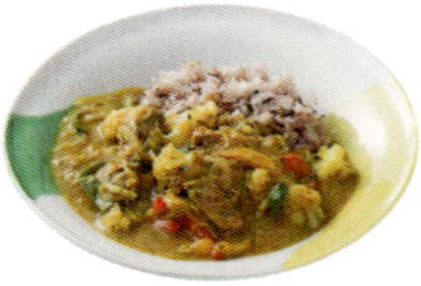

■756kcal ■31.2g ■69.3g（7.3g） ■1.9g

材料（2人分）

さば水煮缶…1缶（汁ごとで200g）
玉ねぎ…1個（スライス）
ピーマン…1個
（縦半分に切って横にスライス）
パプリカ（赤）…1/4個（横にスライス）
パプリカ（黄）…1/4個（横にスライス）
カリフラワー…100g （小房に分けて下ゆで）
A｜カレー粉…大さじ2
　｜かたくり粉…小さじ2
おろしにんにく…小さじ1
B｜ボーンブロス（鶏豚ブレンド）
　｜（57ページ）…50ml
　｜みりん…大さじ2
C｜ココナッツミルク…350ml
　｜水…100ml
塩…小さじ1/3
あらびき黒こしょう…少々
オリーブオイル…大さじ2
雑穀ごはん…200g
＊ボーンブロスのかわりにコンソメでもOK

作り方

1 なべにオリーブオイルを熱し、玉ねぎを入れていためる。
2 しんなりしたらA、おろしにんにくを加え、粉っぽさがなくなるまでいためる。
3 ピーマンとパプリカとカリフラワーも加えていため、Bとさば水煮を加える。
4 煮立ったらアクをとり、Cを加え、まぜながら10～12分煮る。
5 塩、こしょうで味をととのえ、ごはんとともに器に盛る。

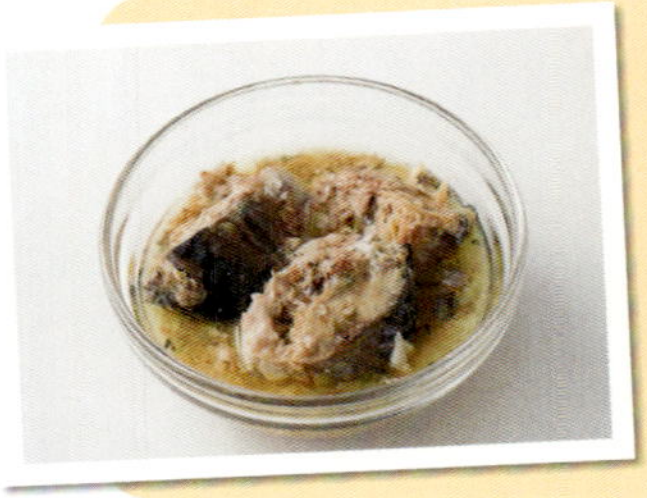

便利なさばの水煮缶

現代人に不足しがちなEPA（オメガ3系脂肪酸）を豊富に含むさば。缶詰は保存しやすいことと、旬の時期に収獲しているのでオメガ3の量が多いのが魅力。EPAがとけ込んでいる汁ごと使いましょう。

金曜日

作りおきしておけば
ちょっともの足りないときに便利

ピクルス

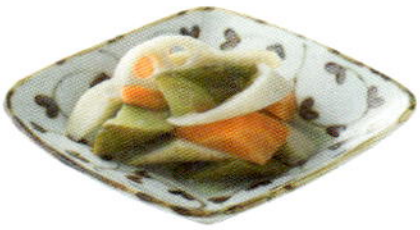

■65kcal　■1.2g　■13.2g（2.3g）　■0.5g

材料（4食分）

きゅうり…1本（乱切り）
にんじん、れんこん、ごぼう
…各80g（乱切り）

A
- 水…150ml
- りんご酢（穀物酢でもOK）…50ml
- オリーブオイル…小さじ1
- はちみつ…大さじ1
- 塩…小さじ1/3

作り方

1 なべに湯を沸かし、にんじん、れんこん、ごぼうを1分ほどゆでてざるに上げる。
2 保存容器に1ときゅうりを入れる。
3 なべにAを入れて火にかけ、沸騰したら火を止めて2に注ぎ、あら熱がとれたら冷蔵庫で保存する。

果物やはちみつは
少量ならOK！

いちごとブルーベリーのミントあえ

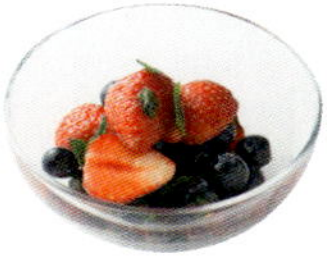

■54kcal　■0.7g　■14.4g（1.7g）　■0g

材料（2人分）

いちご…100g（半分に切る）
ブルーベリー…60g
はちみつ…小さじ2
レモン汁…大さじ1
ミント…少々（手でちぎる）

作り方

ボウルにすべての材料を入れて軽くあえ、器に盛る。

白澤式「神経解毒・再生治療」
夕食に何を食べる？

土曜日

赤身肉は良質なタンパク質が豊富。
玉ねぎソースとクレソンで
解毒効果もばっちり

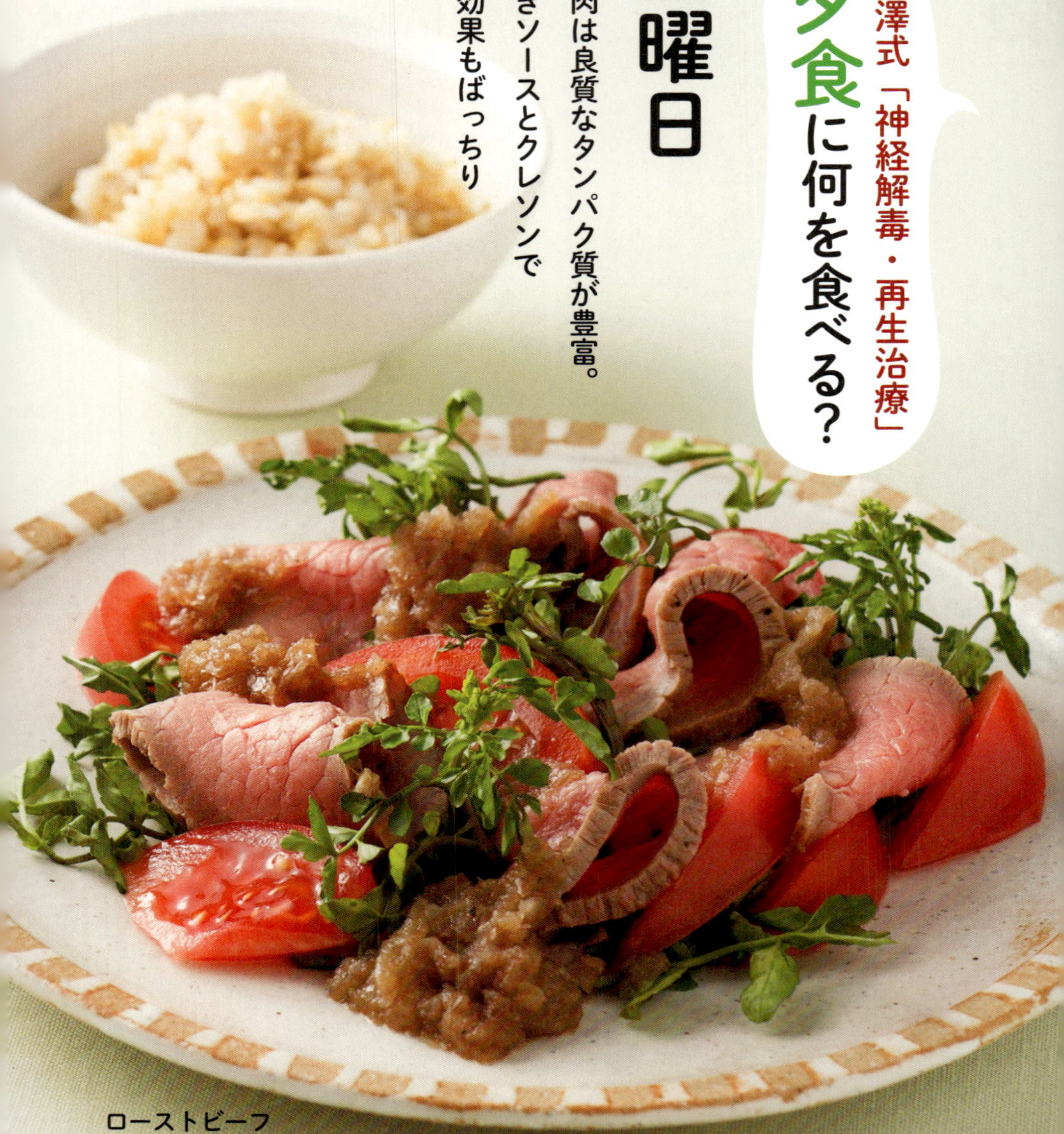

玄米ごはん

ローストビーフ
玉ねぎソース添え

とうふのポタージュスープ

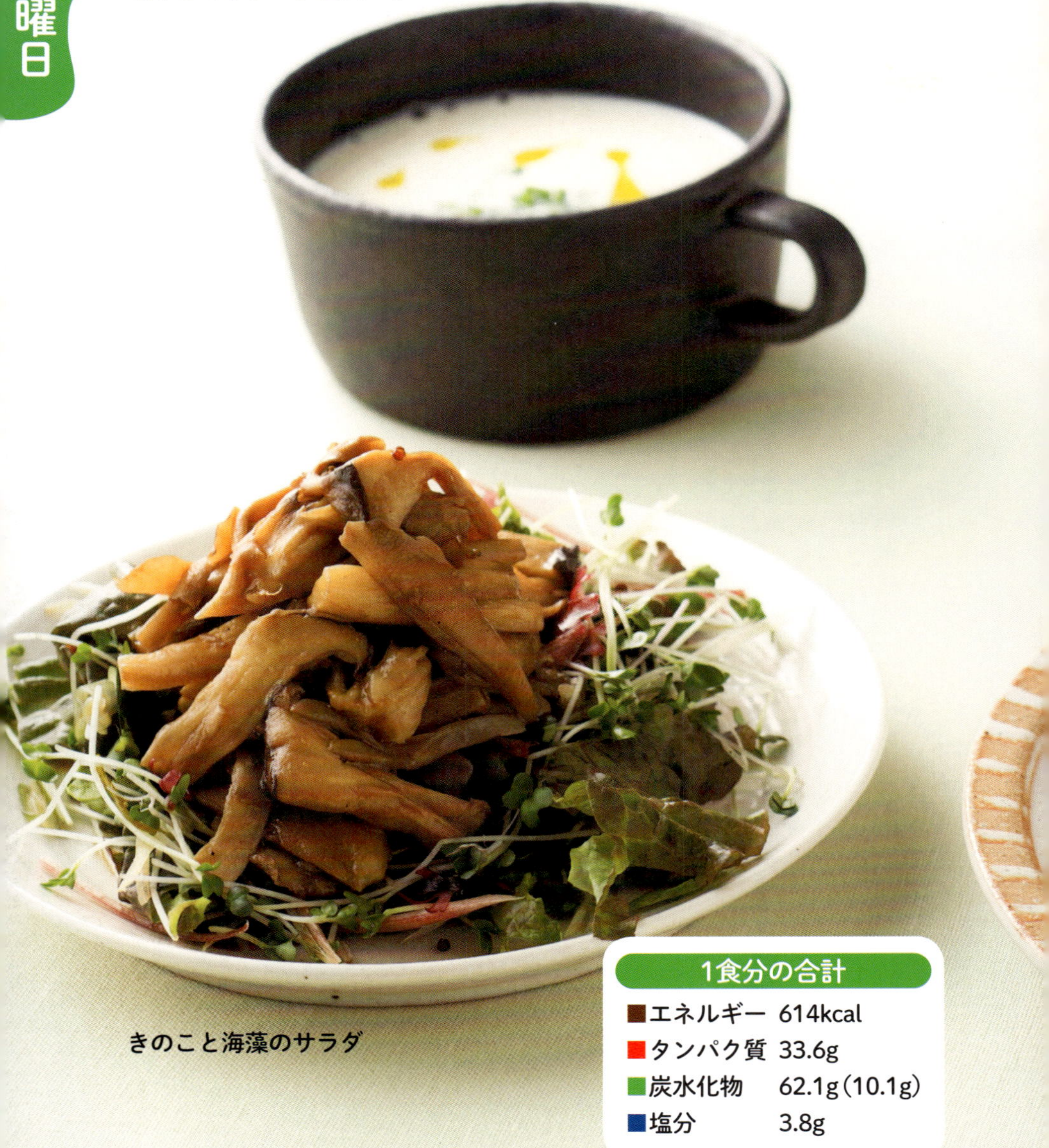

きのこと海藻のサラダ

1食分の合計	
エネルギー	614kcal
タンパク質	33.6g
炭水化物	62.1g（10.1g）
塩分	3.8g

※炭水化物の（ ）は食物繊維の量

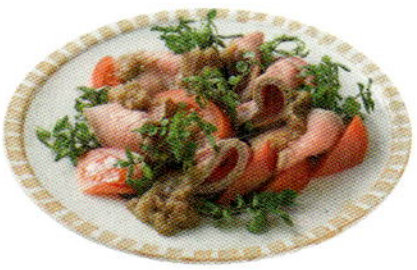

ローストビーフ　玉ねぎソース添え

■238kcal　■18.9g　■11.1g（2.2g）　■1.9g

材料（2人分）

ローストビーフ…2人分
玉ねぎソース…2人分
クレソン…1束（葉をつむ）
トマト…1個（くし形切り）

作り方

器にローストビーフ、クレソン、トマトを盛りつけ、玉ねぎソースをかける。

ローストビーフ

材料（4食分）

牛ももかたまり肉…300g
（1時間ほど室温におく）
塩、こしょう…各少々
オリーブオイル…大さじ1

作り方

1 牛肉に塩、こしょうを振る。
2 フライパンにオリーブオイルを熱し、牛肉を入れて、表面に焼き色がつくまで転がしながら焼く。
3 アルミホイルで2を包み、密封できる袋に入れて熱湯にひたし、30分ほどおく。

玉ねぎソース

材料（2人分）

肉汁…適宜
（ローストビーフを切ったときに出る肉汁）
玉ねぎ…1/2個（すりおろす）
おろしにんにく…小さじ1
A
ココナッツオイル…大さじ1
赤ワイン…大さじ2
水…30ml
しょうゆ…大さじ1
あらびき黒こしょう…少々

作り方

1 フライパンに肉汁、玉ねぎ、にんにく、Aを入れて火にかける。
2 煮立ったら、まぜながら2分ほど煮詰める。

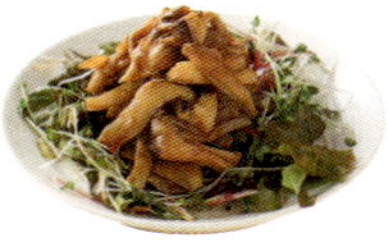
食物繊維で
おなかすっきり

きのこと海藻のサラダ

■105kcal ■3.3g ■11.7g（5.4g） ■1.7g

材料（2人分）

まいたけ…1パック（小房に分ける）
エリンギ…1本（横半分に切って縦にスライス）
海藻ミックス…8g（水でもどす）
サニーレタス…2枚（適当な大きさにちぎる）
ブロッコリースプラウト…20g
みょうが…2個（スライス）
A　みりん…小さじ2
　　しょうゆ、バルサミコ酢、白ワイン…各大さじ1
オリーブオイル…大さじ1

作り方

1 ボウルにサニーレタス、水けをきった海藻ミックス、ブロッコリースプラウト、みょうがを入れてまぜ合わせ、器に盛る。
2 フライパンにオリーブオイルを強火で熱し、きのこをいため、Aを加えてさっといため合わせ、1にのせる。

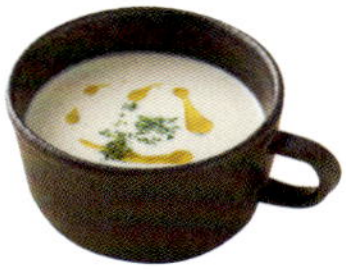
ボーンブロスと
とうふの相性ばっちり

とうふのポタージュスープ

■106kcal ■8.6g ■3.7g（1.1g） ■0.2g

材料（2人分）

木綿どうふ…小1丁
長ねぎ…1/2本（小口切り）
ボーンブロス（さっぱり鶏）（57ページ）…300ml
オリーブオイル…少々
パセリ…少々（みじん切り）
塩、こしょう…各少々
＊ボーンブロスのかわりにコンソメでもOK

作り方

1 とうふ、長ねぎ、ボーンブロスをミキサーで撹拌する。
2 なべに1を入れて火にかけてあたためる。塩、こしょうで味をととのえて器に盛り、オリーブオイルとパセリを振る。

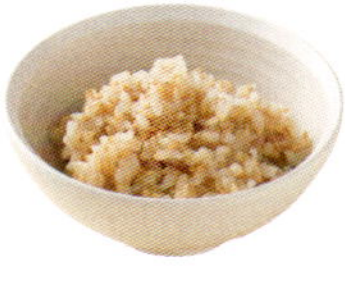

玄米ごはん

■165kcal ■2.8g ■35.6g（1.4g） ■0g

材料（1人分）　玄米ごはん……1膳分（100g）

白澤式「神経解毒・再生治療」

夕食に何を食べる？

日曜日

鶏手羽のコラーゲンで、
脳に効く自家製ボーンブロス

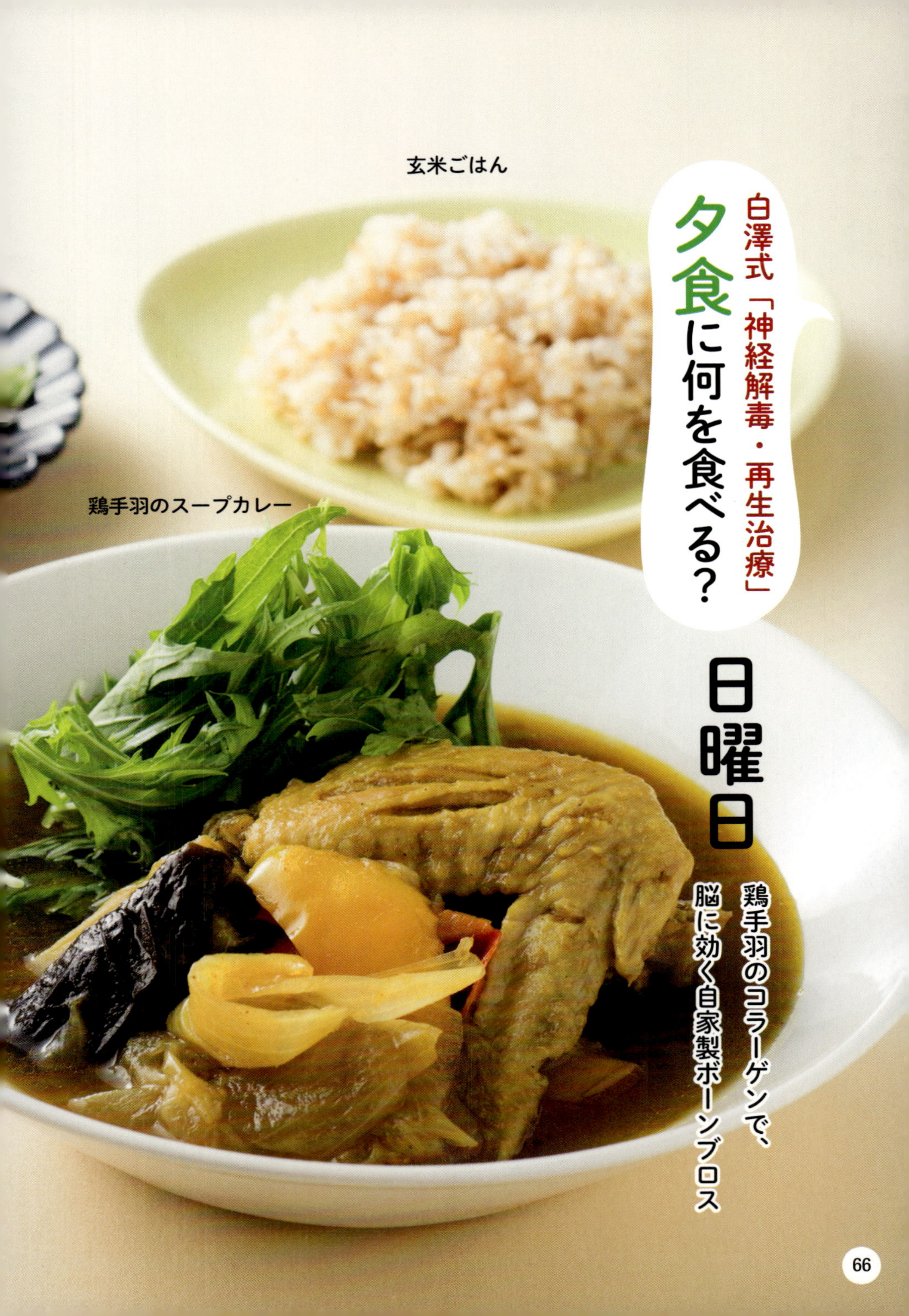

玄米ごはん

鶏手羽のスープカレー

1食分の合計	
エネルギー	840kcal
タンパク質	41.2g
炭水化物	89.6g（14.2g）
塩分	3.8g

※炭水化物の（ ）は食物繊維の量

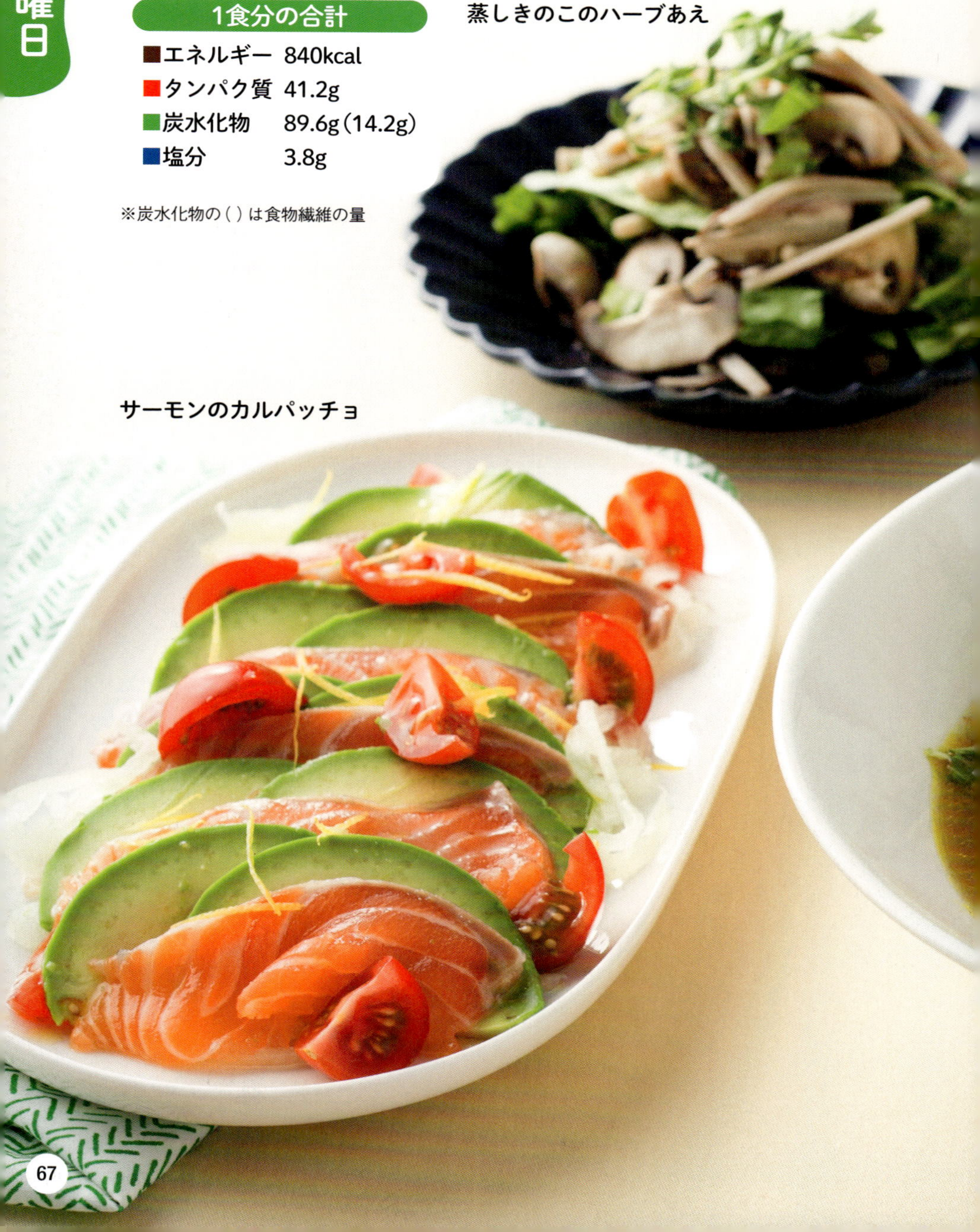

蒸しきのこのハーブあえ

サーモンのカルパッチョ

お肌もプルプル
見た目も若返る

鶏手羽のスープカレー

■306kcal ■15.3g ■30.8g(6.9g) ■2.6g

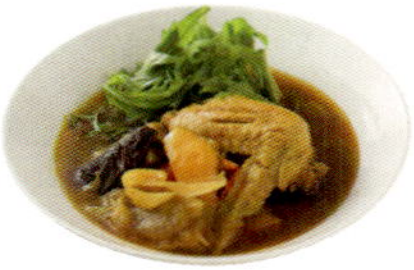

材料(2人分)

鶏手羽先…4本
(骨に沿って切り込みを入れる)
しょうが…15g(せん切り)
玉ねぎ…1個(くし形切り)
なす…1個(半分に切って4等分にする)
パプリカ(赤)…1/2個(乱切り)
パプリカ(黄)…1/2個(乱切り)
カレー粉…大さじ2
A コンソメ…小さじ2/3
　みりん…大さじ2
　しょうゆ…大さじ1と1/2
塩、こしょう…各少々
オリーブオイル…小さじ2
水菜…80g(4cm長さに切る)

作り方

1 なべに鶏手羽と水800ml、しょうがを入れて火にかけ、煮立ったらアクをとり、中火で15分ほど煮る。ゆで汁はとっておく。
2 フライパンにオリーブオイルを熱し、玉ねぎ、なす、パプリカを入れていためる。カレー粉を振り入れていため、1の鶏肉も加えていためる。
3 Aと1のゆで汁を加え、煮立ったらアクをとり、10分ほど煮る。
4 塩、こしょうで調味し、器に盛り、水菜を添える。

白ワインとハーブで
さっぱりと

蒸しきのこのハーブあえ

■43kcal ■3.9g ■8.3g(4.4g) ■0.3g

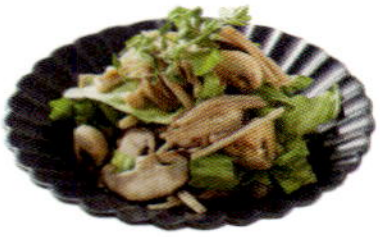

材料(2人分)

生しいたけ…4個(スライス)
えのきだけ…1パック(半分に切る)
マッシュルーム…4個(四つ割りにする)
白ワイン…大さじ1
レタス…2枚(1.5cm幅に切る)
塩、こしょう…各少々
タイム…少々

作り方

1 耐熱皿にきのこを均等に並べ、白ワインを振りかけて、タイムをのせる。
2 ふんわりとラップをかけて電子レンジで3分加熱する。
3 レタスと2をまぜ合わせ、塩、こしょうする。器に盛り、タイムを飾る。

日曜日

生で食べると
EPAがたっぷり

サーモンのカルパッチョ

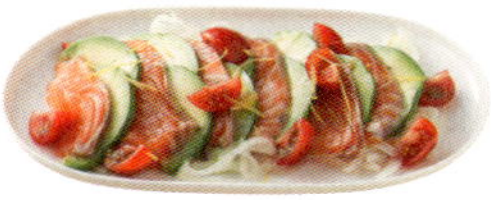

■326kcal ■19.2g ■14.9g（1.5g） ■0.9g

材料（2人分）

サーモン…180g（スライス）
玉ねぎ…1/2個（スライスして塩少々を振り10分ほどおく）
アボカド…1個（スライス）
ミニトマト…6個（くし形切り）
レモンの皮（せん切り）…少々
A オリーブオイル…大さじ1
　レモン汁…大さじ2
　はちみつ…小さじ2
　塩、こしょう…各少々

作り方

1 玉ねぎをよくもみながらまぜ、水でさっと洗い、水けをしぼって器に敷く。
2 サーモン、アボカド、ミニトマトを盛りつけ、レモンの皮を散らす。
3 まぜ合わせたAを全体にかける。

玄米ごはん

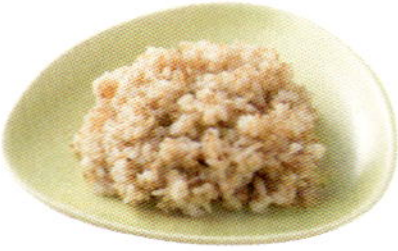

■165kcal ■2.8g ■35.6g（1.4g） ■0g

材料（1人分）

玄米ごはん……1膳分（100g）

鶏手羽で手作りボーンブロス

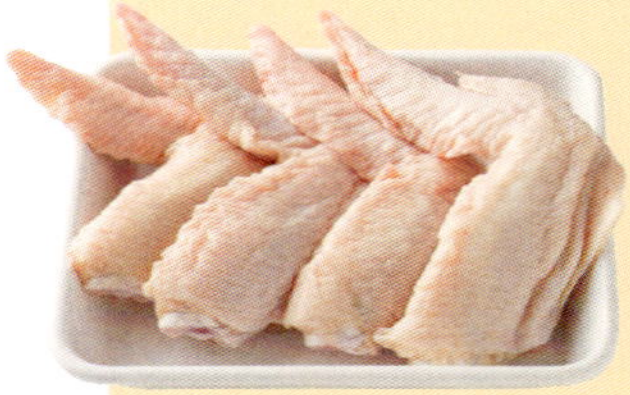

　本格的なボーンブロスは大量の骨を長時間煮込みますが、鶏手羽先など骨つきの部位を使ったスープもボーンブロスのように栄養がとけ込んでいます。
　鶏手羽先のスープカレー（右ページ参照）のように、煮込み料理のときに骨つきの肉を使って、自家製ボーンブロスを作ってみましょう。

●タンパク質はしっかりとろう●

タンパク質の英語は「protein（プロテイン）」ですが、ギリシャ語の「proteios（プロティオス）＝第一のもの」からきています。体にとって最も重要な栄養素だから、そう呼ばれています。タンパク質は皮膚や軟骨、骨、筋肉、内臓の粘膜、神経伝達物質、ホルモン、免疫細胞など、体を構成するすべての細胞の原料となります。つまり、タンパク質の不足はそのまま寿命に直結してしまいます。

日本の高齢者ではタンパク質不足が指摘されていて、栄養失調に陥っているケースが少なくありません。欧米では体重1kgにつき1gのタンパク質をとるようすすめていますが、日本の高齢者ではそれほど多くとれていません。

タンパク質の平均的な摂取量のベースとなる量が、欧米人と日本人では違います。私は、日本の高齢者は意識して肉や魚、卵などのタンパク質をとったほうがいいと感じています。もちろん、食べすぎはダメですが。

健康長寿を続けてきて、100歳を超える百寿者とお会いする機会が多いのですが、みなさん、肉好きでタンパク質をしっかりとっていました。日本人に限れば、タンパク質は不足するほうが心配です。

Step2

白澤式
食べるべき食品・
避けたほうがいい食品

認知症予防のカギは食生活

●認知症の増加は食生活が原因

私が認知症の研究を始めた１９９０年代には、アルツハイマー病は医師ですら知らないくらい珍しい病気でした。それから30年しかたっていない現在、予備群を含めると１１５０万人、国民病とも呼べるくらいふえています。

たった30年でこれほど急激にふえたのは理由があるはずです。遺伝子がこれほど短期間で変わるはずもなく、その原因は何かと考えたとき、**「食生活」**に思い至りました。**おいしさ、便利さを追求して変化した「食」がアルツハイマー病の急増を招いた**と私は考えています。

●要因を避け、予防食をめざそう

むずかしく考えることはありません。脳に炎症や萎縮、毒性をもたらす**有害な食品をできるだけ避け、神経の解毒や再生に役立つ食品を積極的にとり入れるだけ**です。

有害なものを完全に避けることはできないので、脳に有益なものを積極的にとり入れるようにしましょう。ここでは認知症予防に役立つ代表的な食品を紹介します。

神経解毒・再生に必要なこと

解毒作用のある野菜をしっかり食べる

74ページへ！

炎症を鎮める食品を積極的にとる

92ページへ！

腸内環境を整える食品をとる

98ページへ！

血糖値を上げないでケトン体アップ

30ページへ！

質のよい脂質をとる

116ページへ！

タンパク質は体重1kgにつき1g

70ページへ！

小麦製品を避ける

112ページへ！

乳製品を避ける

112ページへ！

加工食品を避ける

112ページへ！

解毒作用のある野菜

野菜には有害物質の排泄を促すものがあります。
それらを積極的にとり入れましょう。

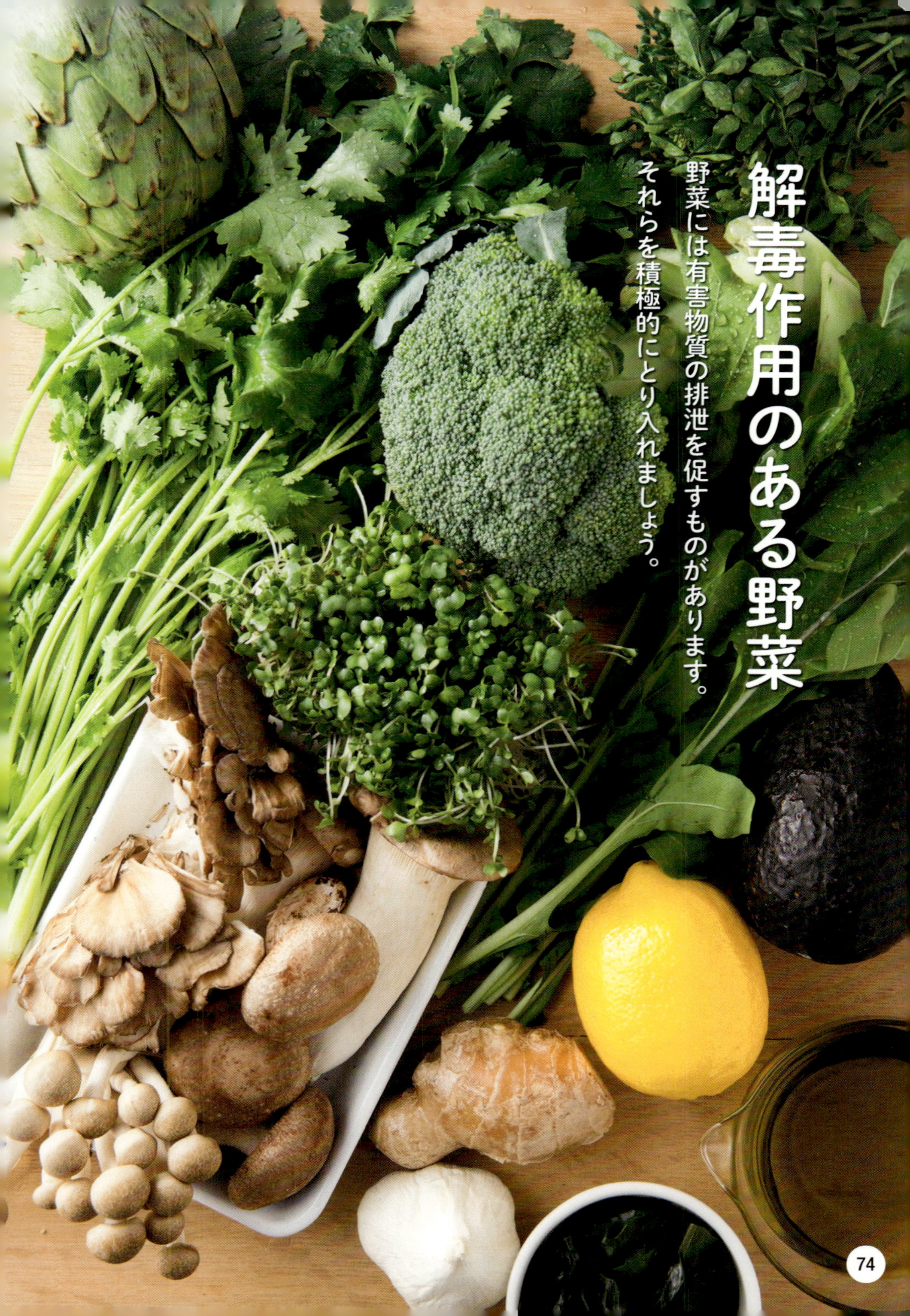

●有害物質の排泄を促そう

私たちは重金属や内分泌を乱す物質、カビなどさまざまな有害物質にさらされ、それらは毎日、体内に入ってきています。

有害物質を完全にシャットアウトすることは不可能ですし、それを考えて生活するとストレスがたまってしまうでしょう。

それよりは、私たちの体に備わっている**有害物質を排泄するメカニズムをサポートする食品**を積極的にとりましょう。

有害物質は汗、尿、便などといっしょに体外に排泄されます。運動で汗をしっかりかいて、腸内環境を整えることはなによりのデトックスになります。エアコンの効いた部屋で汗をかかずに過ごし、ストレスで便秘しがちな人は、体内に有害物質がたまっていく一方。いますぐ生活を見直すことをおすすめします。

●解毒作用のある食品を活用

また、毎日の食事に、**有害物質の排泄を促す解毒作用のある食品をとり入れましょう**。植物は有害なものから身を守るためにさまざまな物質をつくり出しています。

そのなかには、認知症予防に役立つ成分もあります。本書ではブレデセン博士がすすめる、**特に解毒作用が強い食品を厳選して紹介します**。これらを毎日の食事にできるだけたくさんとり入れることが、認知症予防に役立ちます。

最強のデトックス野菜

解毒

香菜

●脳に蓄積した重金属を排出

シャンツァイ、パクチー、コリアンダーとも呼ばれ、アジア料理には必ずといっていいくらい登場します。独特の強い香りがあり、好き嫌いが分かれる野菜です。

ビタミンやミネラルを豊富に含む優秀な野菜ですが、水銀や鉛など重金属の排泄を促す作用があり、最強のデトックス野菜と呼ばれます。

サルモネラ菌やカンジダなどへの抗菌作用のほか、強力な抗酸化作用、インスリン抵抗性の解消など、さまざまな健康効果があることがわかっています。

動物実験では、生殖器や脳に蓄積した重金属（鉛）の排出を促す効果が確認されています。アルツハイマー病予防の強い味方となるでしょう。積極的にとりたい食材の代表です。

日本でも栽培されていて、スーパーなどで1年を通じて販売されています。露地物は3～6月が旬となっています。

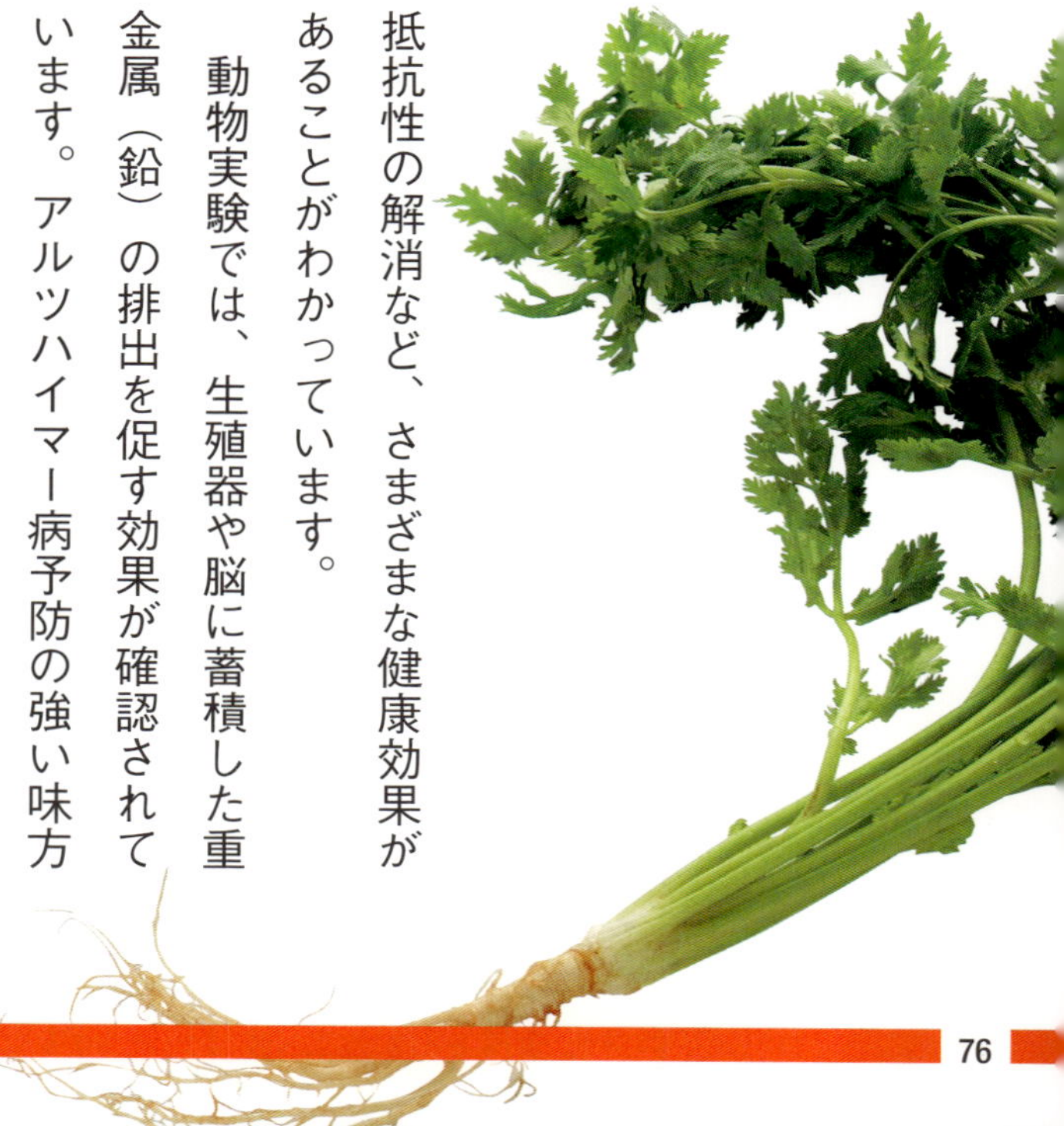

脳を何重にもカバーする

解毒

ブロッコリー

●ホモシステインの無毒化に役立つ

アルツハイマー病の患者さんはホモシステイン（代謝の過程で発生する毒性のある中間物質）の数値が高くなっています。ビタミンB_1や葉酸はホモシステインを無毒化する作用があり、これらのサプリメントを摂取するとホモシステインの数値が下がり、症状が見違えるようによくなるケースが多々あります。

ブロッコリーは、このビタミンB_1と葉酸の含有量が多く、アルツハイマー病予防効果が期待できます。

また、芽の部分に含まれているスルフォラファンには非常に強い抗炎症作用と解毒作用があり、有毒物質の排泄や炎症の抑制にも役立ちます。スルフォラファンを効率的にとりたいのであれば、含有量が多いスプラウトがおすすめです。

加熱するとスルフォラファンの合成が阻害されてしまいます。スルフォラファンの摂取が目的なら生のまま食べましょう。

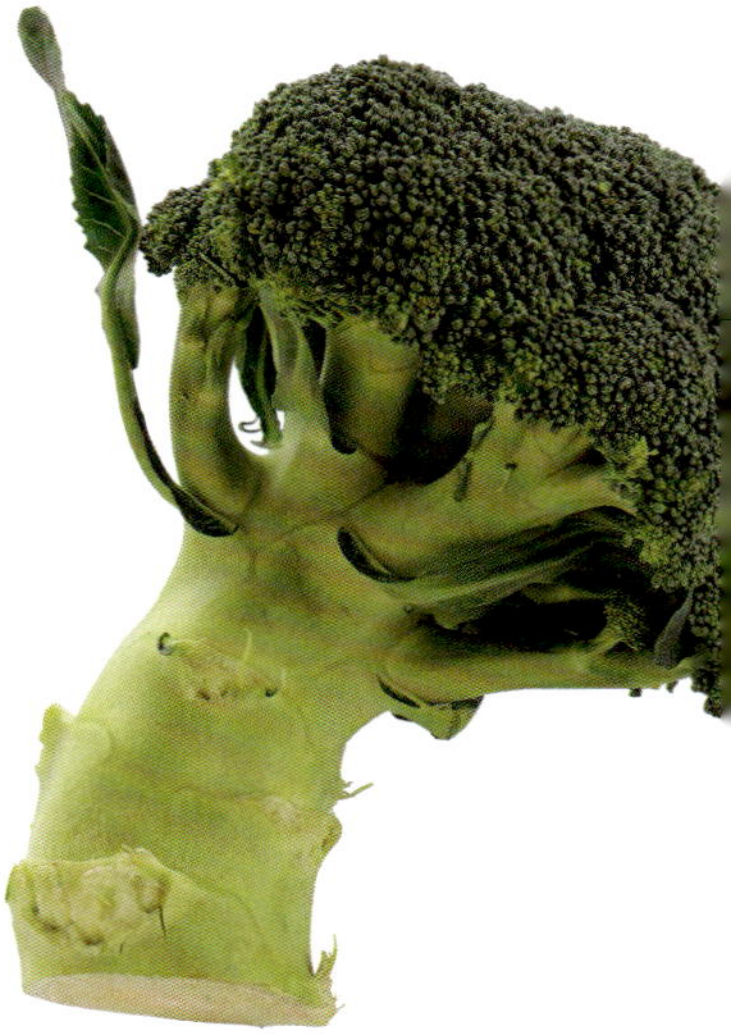

解毒作用が強いアブラナ科野菜の代表

解毒

キャベツ

●肝臓を助けるイソチオシアネート

キャベツに含まれているイソチオシアネートには、肝臓の解毒機能を高める作用があります。抗がん作用があるといわれますが、肝臓は体内の解毒を担う臓器です。肝機能を高めることは、そのまま体内のデトックスをサポートすることになり、アルツハイマー病予防に役立つといえます。

そのほかにも抗酸化作用の強いビタミンC、胃の粘膜を修復するメチルメチオニンなども含まれていて、健康長寿に役立つ野菜の一つです。

2～3㎝の小さいキャベツのような芽キャベツもおすすめ。芽キャベツはキャベツにくらべて栄養価が高いのが魅力で、ビタミンCは約4倍、食物繊維は約3倍。秋から春の旬の時期にはスーパーなどでも見かけます。まるごとシチューやポトフに入れて食べましょう。

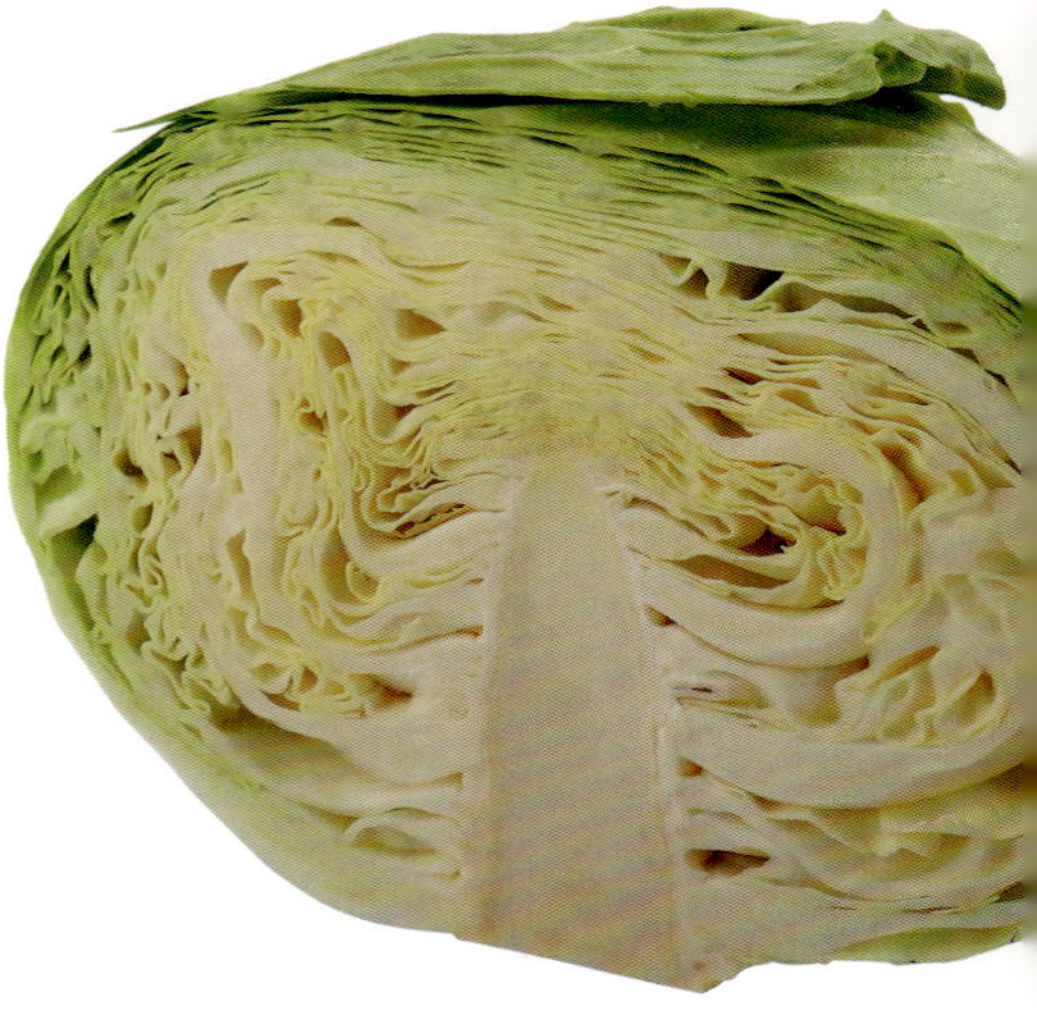

生で食べると栄養が効率よくとれる

解毒

カリフラワー

●生で食べるのがおすすめ

健康にいい野菜というとブロッコリーがまず思い浮かびます。なんとなく印象が薄く感じるカリフラワーなのですが、実はブロッコリーにも負けない魅力があります。

そもそも、カリフラワーを改良して作られたのがブロッコリー。同じような栄養が含まれていますが、含有量はブロッコリーに軍配が上がります。

ただ、ブロッコリーは苦みやえぐみがあるので、加熱しないと食べられません。ビタミンや酵素、フィトケミカルのなかには熱に弱いものがあり、加熱調理をすると減ってしまいます。

それにくらべ、カリフラワーはクセがないので生のままでも食べられます。サラダやマリネなどにすれば、調理過程での栄養素の損失が少なく、効率よくとることができます。加熱調理してもいいのですが、生で食べるのがおすすめです。

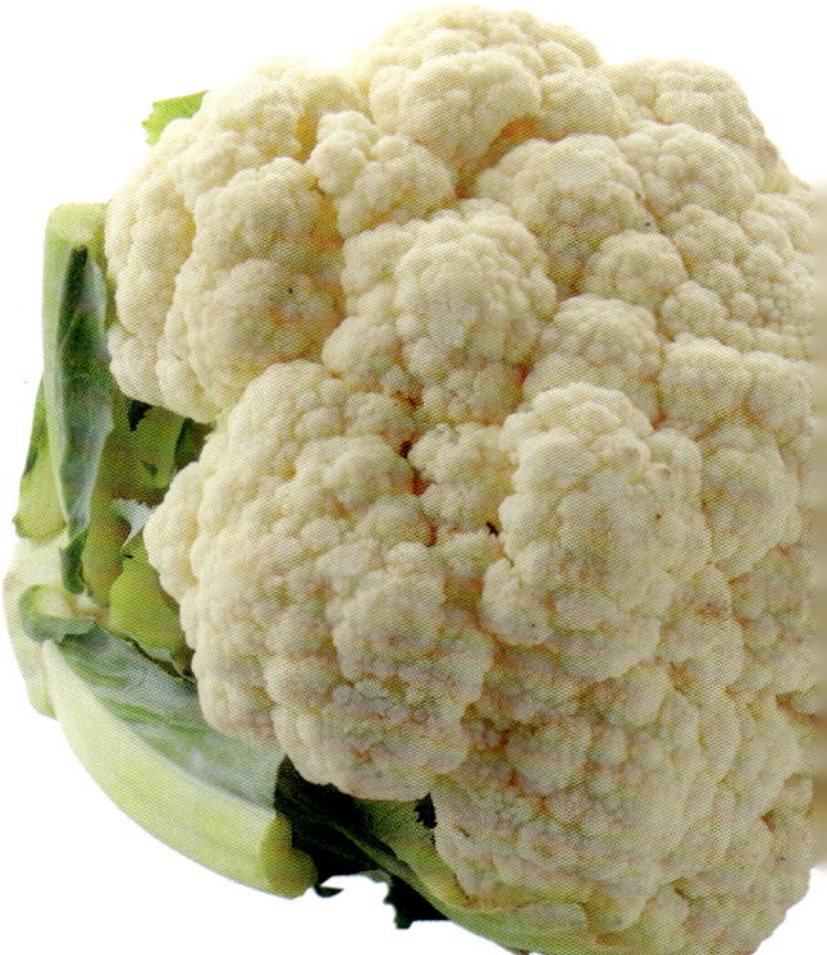

栄養バランスにすぐれた最強野菜

解毒

クレソン

●必須栄養素の含有量で1位

アメリカのウィリアム・パターソン大学の研究者が、17の必須栄養素の含有量をもとに栄養価の高い野菜のランキングを調べたところ、トップの地位に輝いたのがクレソンです。私たちが必要とする栄養素を幅広く、しかも多く含む、最強の野菜であると太鼓判が押されました。

ピリッとした辛みと独特の香りがありますが、生でも食べられます。肉料理のつけ合わせにしてもいいですし、サラダに加えてもおいしく食べられます。

ピリッとした辛み成分はシニグリンで、わさびや大根にも含まれています。脂肪の消化を助ける、食欲増進、胃もたれの解消など、胃腸を元気にする働きがあるので、肉料理に添えられるのでしょう。

3～5月ごろが葉や茎がやわらかく、おいしい時期です。夏になると茎が太くてかたくなるので、やわらかい部分をちぎって食べるようにしましょう。

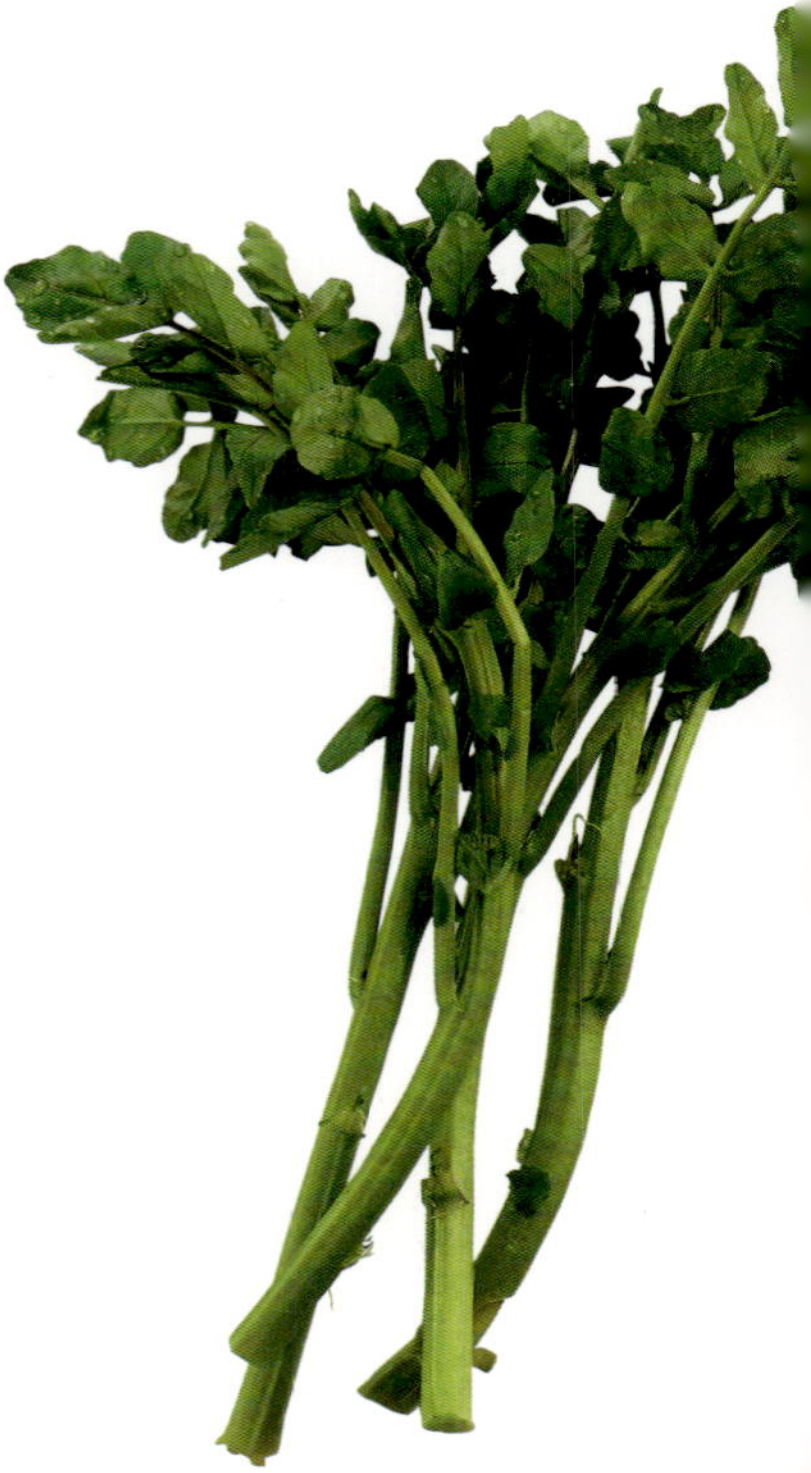

ダブルの解毒作用で効果アップ

解毒

ルッコラ

●肝臓を助けるグルコシノレート

ルッコラはごまのような味わいがしますが、食べたときに独特の辛みを感じます。これはグルコシノレートという成分で、肝臓の解毒機能を助け、デトックス効果を高める作用があります。

また、キャベツと同様、アブラナ科の植物なので、肝機能を高めるイソチオシアネートも含まれています。

肝臓が元気になれば、それだけ体内に有害物質がたまりにくくなります。

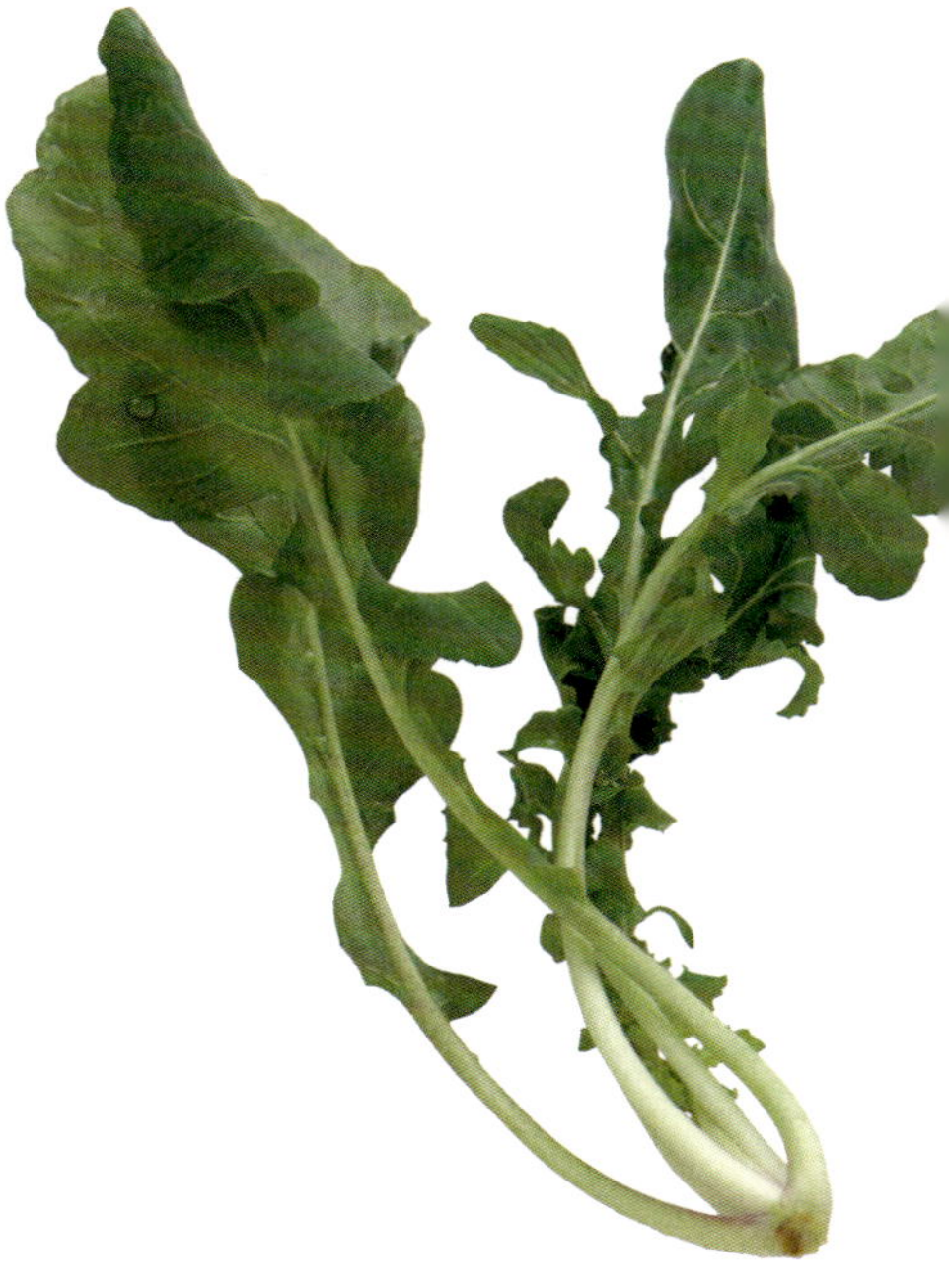

また、認知機能の低下をもたらすホモシステインを無毒化するビタミンB_1や葉酸も多く含まれています。

肝機能を高めるうえ、ホモシステインの無害化というダブルの効果でアルツハイマー病の予防や改善に役立ちます。

サラダに加えてもいいですし、肉料理のつけ合わせにもよく合います。

消化を助ける酵素

解毒

大根

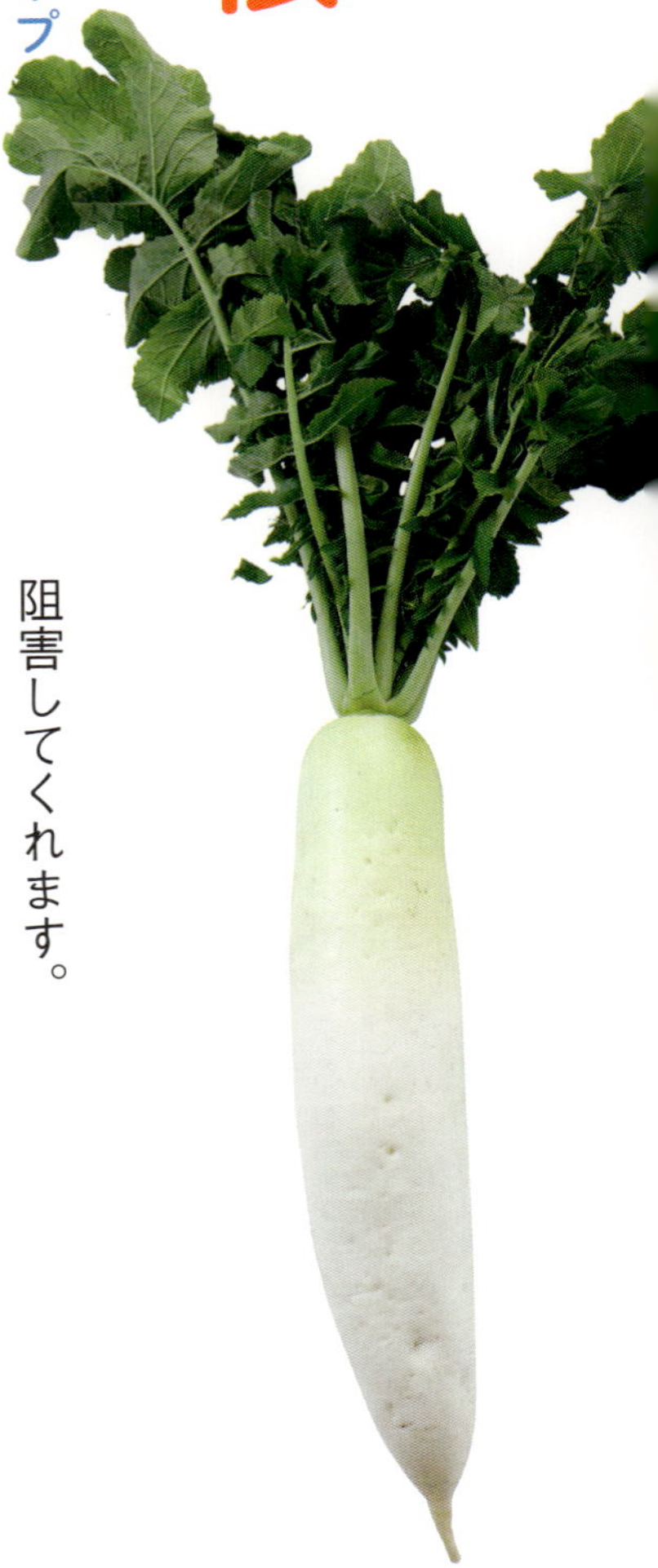

●おろすと効果アップ

昔から「大根おろしに医者いらず」という言葉があります。大根にはビタミンやミネラルのほか消化酵素が含まれていて、整腸作用があるからでしょう。

また、すりおろして細胞が壊れるときにはイソチオシアネートが発生します。大根おろしに辛みがあるのはイソチオシアネートができるからです。

イソチオシアネートには殺菌作用もあり、胃腸内で大腸菌やカビが生育するのを阻害してくれます。

ほかに、アミラーゼやオキシダーゼといった消化酵素も含まれていて、胃もたれや消化不良の予防や改善に役立ちます。

イソチオシアネートがつくられるときに必要な酵素、消化酵素、どちらも熱に弱いので生で食べることをおすすめします。おろし大根にすると、イソチオシアネートがたくさんつくられますが、時間をおくと分解されて減ってしまうので、おろしたら15分以内に食べましょう。

肝臓を守るグルタチオン

解毒

アボカド

●有害物質の分解を促すグルタチオン

アボカドの魅力は、なんといってもグルタチオンが豊富に含まれていることです。グルタチオンは三つのアミノ酸がつながった物質で、強力な抗酸化作用があります。

体内でも合成されていて、細胞を活性酸素から守っています。アンチエイジングや認知症の治療で注射されるほど、重要な働きを担っています。

アボカドを食べることで、このグルタチオンを摂取することができます。

食物繊維や脂質が多いので、便秘改善に効果大です。便は体内の有害物質を排泄することでデトックスしています。

便秘が解消すれば、それだけで解毒効果が高まります。

そのほかにも老化防止や若返りに役立つビタミンE、動脈硬化予防に役立つオレイン酸、細胞の原料となるタンパク質も豊富に含まれており、栄養の宝庫です。

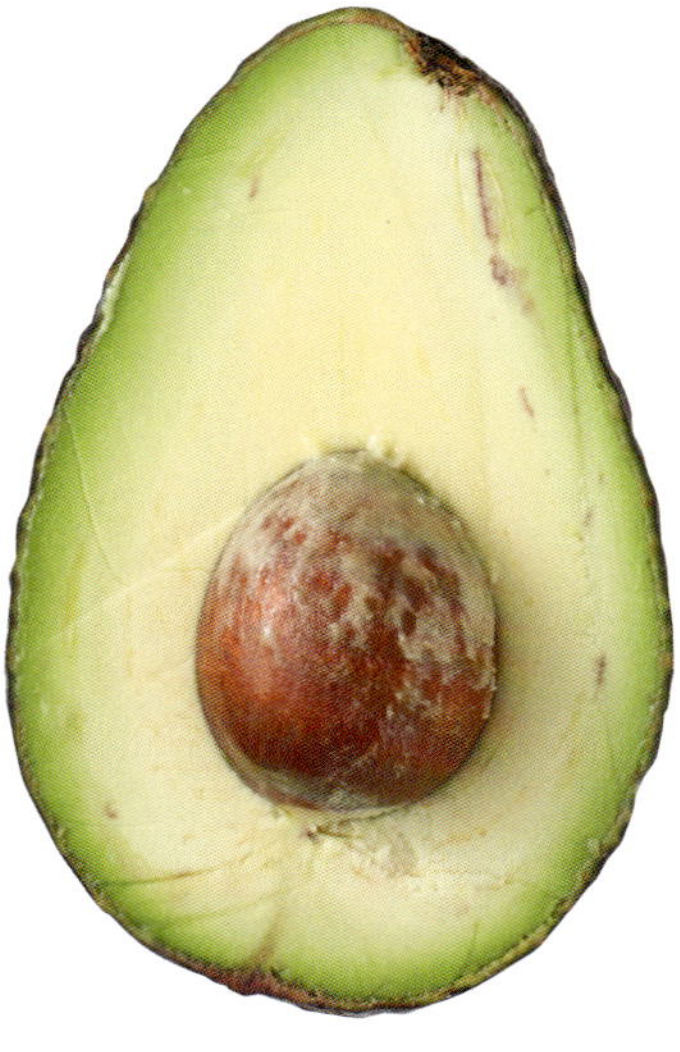

欧米では薬用ハーブとして用いられる

解毒

アーティチョーク

●肝臓の解毒機能を高めるシナリン

日本ではなじみがありませんが、欧米では薬用ハーブとして古くから用いられ、現在は食用として親しまれています。チョウセンアザミとも呼ばれます。

アザミ科の植物は肝臓に効くといわれていて、体内の毒素を排出してデトックスをサポートします。アーティチョークの葉に含まれるシナリンという成分は、肝臓の解毒機能や胆汁の分泌を促すほか、消化器の働きを向上してくれます。

あまり流通していませんが、旬の時期には野菜専門店などで見かけるようになりました。塩漬けの缶詰もあり、輸入品を扱うショップなどで販売しています。少し苦みがありますが、クセになる味わいです。

フレッシュなものはまるごと塩ゆでにしたり、蒸したりして、中心部のつけ根のやわらかい部分を食べます。缶詰はそのままサラダやパスタなどに加えて食べます。

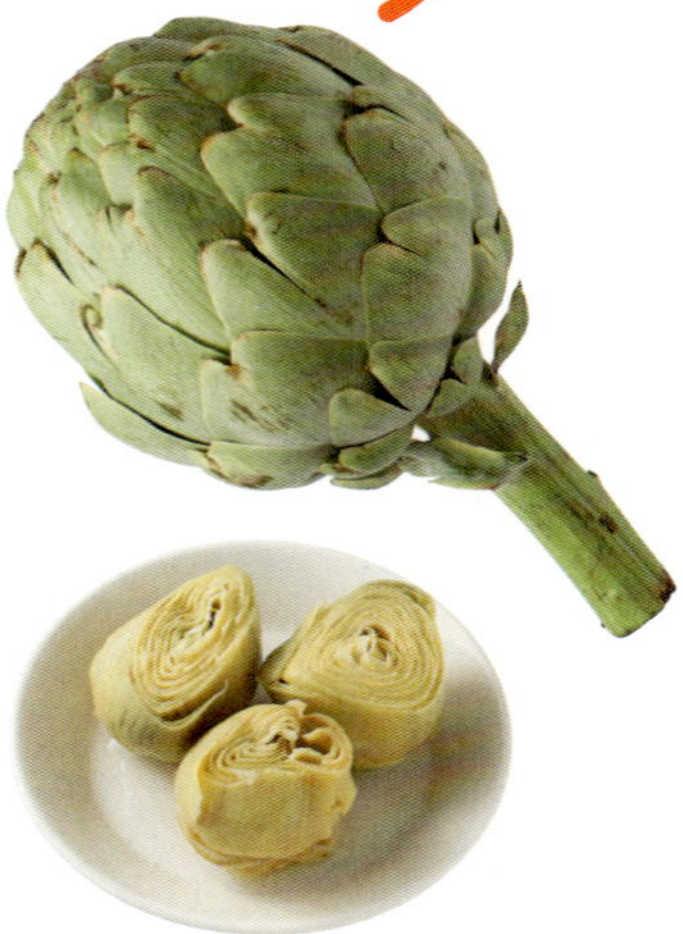

健康長寿に役立つスタミナ食材

解毒

にんにく

●強いにおいは強力な殺菌・抗菌作用

にんにくのにおいはアリシンというイオウ化合物によるものです。アリシンには強力な殺菌・抗菌作用があるのでカビや病原菌の増殖を予防します。

カビなどが体内にいると、それらが出す毒素や慢性的な炎症で脳がダメージを受けます。にんにくはそのリスクを下げるのに一役買ってくれます。

また、アリシンが体内でビタミンB1と結びつくと、アリチアミンという物質になってビタミンB1の吸収率を高めます。

ビタミンB1は糖の代謝に欠かせない補酵素です。吸収率が低く、一度にたくさんとっても少ししか吸収されず、排出されてしまうので、現代人は不足しがちです。

さらに、アルツハイマー病の患者さんはビタミンB1が不足しているケースが多々あり、ビタミンB1の摂取量がふえると症状が改善します。ビタミンB1の吸収を高めるにんにくは治療にも役立ちます。

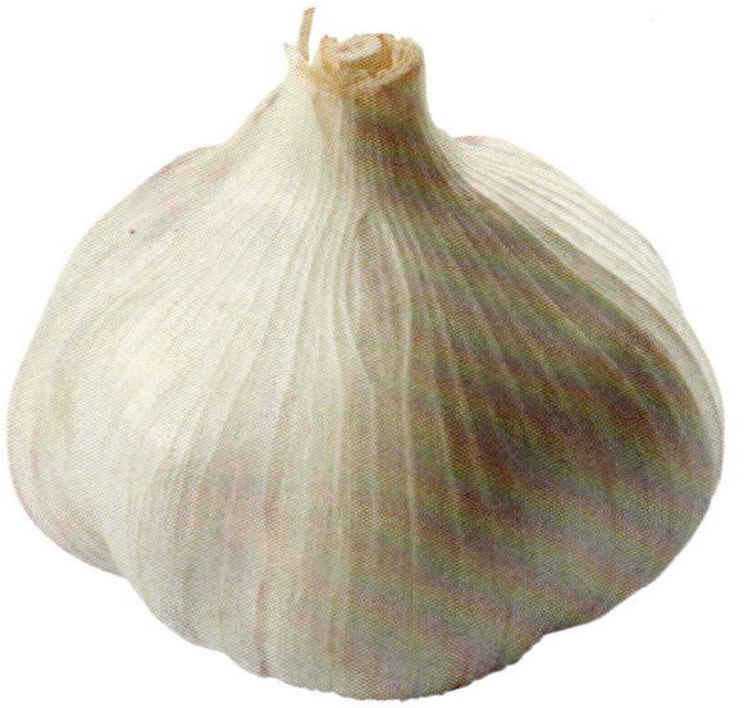

血流をよくして解毒を促す

解毒

しょうが

●デトックス＋抗炎症作用

アルツハイマー病の原因に「脳の血流が悪い」ことが関係しています。

基本的に、有害物質や代謝で発生した老廃物は、血液とともに肝臓に送られて無害なものに分解されたり、腎臓や腸に送られたりして、体外に排泄されます。

脳の血流が悪いと有害物質の排泄がうまくできなくなり、アルツハイマー病のリスクが高まってしまいます。

しょうがは全身の血管を拡張して血流をよくする働きがあります。体をあたためる効果が注目されがちですが、デトックスにも一役買っているのです。

さらに、しょうがに含まれるショウガオールやジンゲロールなどの辛み成分には強い抗炎症作用があり、慢性炎症の予防・改善にも役立ちます。

生魚の細菌の増殖を抑えるくらい強力な殺菌作用も備えているので、体内のカビ退治も期待できます。

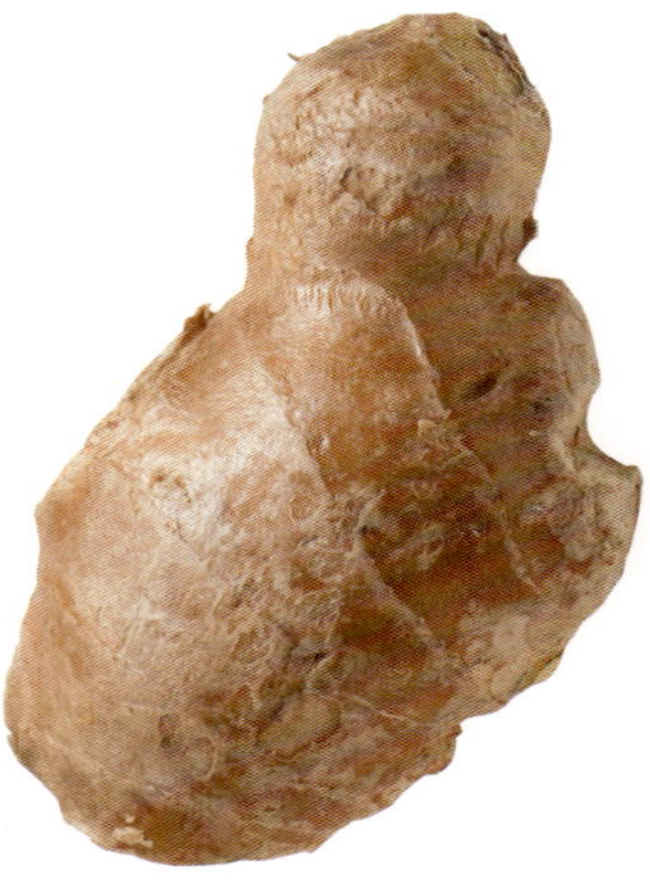

薬効盛りだくさんの和ハーブ

解毒

わさび

●殺菌以外にもすごい解毒力

刺し身やすしにわさびが添えられるのは、味わいのためだけでなく、強い殺菌作用で食中毒を予防するためといわれます。

実は、わさびはすばらしい解毒力をもったデトックス野菜です。日本原産の和ハーブのパワーはすばらしいものがあります。

わさびの辛み成分である6-メチルスルフィニルヘキシルイソチオシアネート（6-MS-ITC）には、肝臓の解毒代謝にかかわる酵素を活性化させる作用があり、発がん物質や化学物質、重金属などの排泄を促すことがわかっています。

また、名古屋市立大学大学院医学研究科の研究報告では、わさびの辛み成分が海馬の神経細胞の再生を促し、記憶力や学習能力の改善に役立つことがマウスの実験で確認されています。

たくさんはとれないかもしれませんが、刺し身にはわさびを添えて食べましょう。

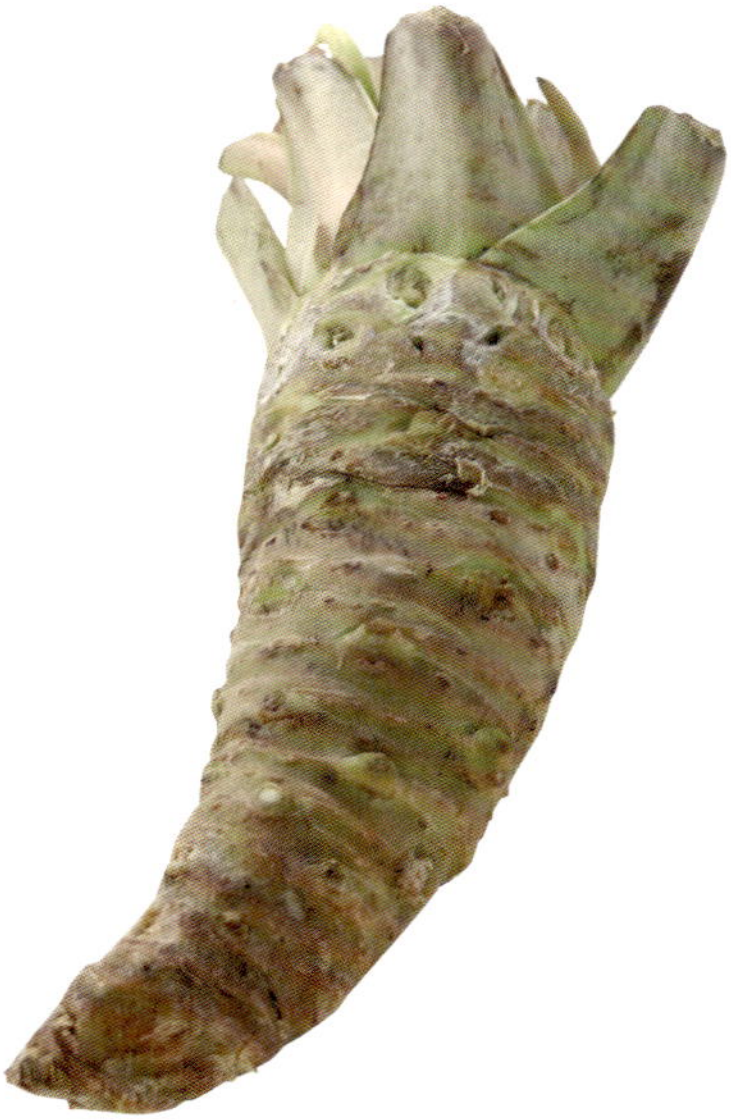

豊富な食物繊維と葉緑素

解毒

海藻

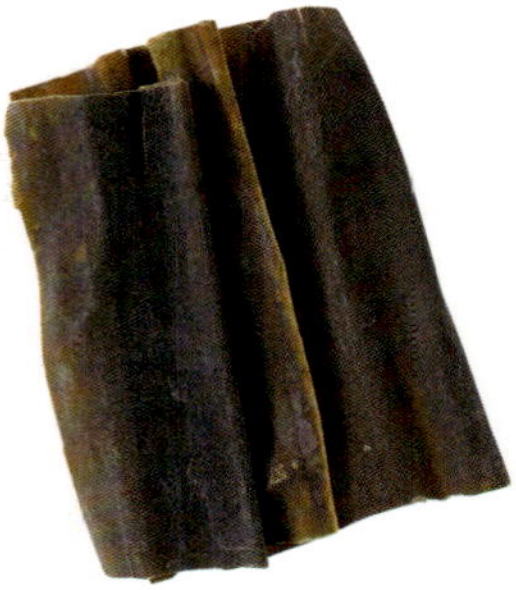

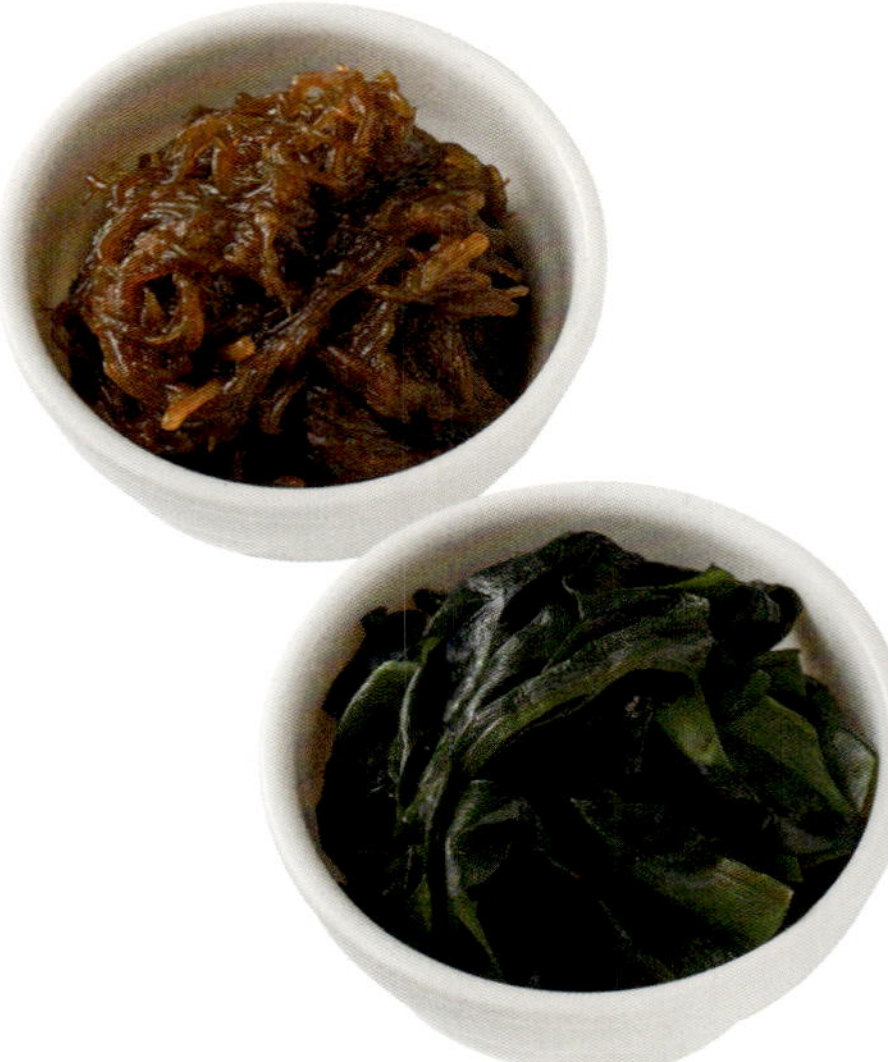

●ネバネバが有害物質の排泄を促す

海藻がネバネバしているのは、フコイダンをはじめ水溶性食物繊維が豊富に含まれているからです。水溶性食物繊維は腸で有害物質をとり込んで体外へと排泄します。海藻をしっかり食べることで便秘知らずのデトックス体質が手に入ります。

また、海藻には葉緑素という緑色の天然色素が豊富です。葉緑素はクロロフィルとも呼ばれ、体内にとり込んだダイオキシン、カドミウム、鉛などの有害物質が体内に蓄積するのを抑制し、体外への排出を促す作用があります。

このほかにも、血流をよくする、酸化コレステロールを減らす、強力な抗酸化作用があるなど、さまざまな効果があります。

クロロフィルは葉野菜など緑色の濃い植物に豊富に含まれていますが、海藻もわかめや昆布など緑色のものがおすすめです。

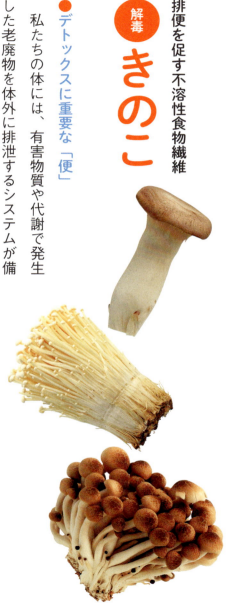

排便を促す不溶性食物繊維

解毒

きのこ

●デトックスに重要な「便」

私たちの体には、有害物質や代謝で発生した老廃物を体外に排泄するシステムが備わっています。有害物質を排泄する割合は便が70～80%、尿が20～25%、汗や髪やつめが約5%といわれています。

つまり、便はデトックスの重要な役割を担っているのです。便秘がちな人は、体内に有害物質がたまりやすく、アルツハイマー病のリスクが高くなってしまいます。

便秘の改善に役立つのが、きのこに多く含まれている不溶性食物繊維です。水にとけない食物繊維なので、腸で水分を吸収するとカサを増し、蠕動《ぜんどう》運動が活発になって便通がよくなります。

また、不溶性食物繊維を多く含むものはかみごたえがあります。よくかんで食べることは認知症予防にいいので、その意味でもきのこはおすすめです。

肝機能を高めて解毒を促す酵素

解毒

レモン

香りが脳を活性化する

柑橘類には酵素が豊富に含まれていて、アルツハイマー病予防に役立ちます。特にレモンは柑橘類のなかでも酵素が多く、肝機能を高めて解毒作用を助けるといわれています。

非常に強い抗酸化作用があり、肉や魚の焦げた部分にできるフリーラジカル（活性酸素）を消去する働きもあります。

焼き魚や焼いた肉にレモン果汁をかけて食べるのは、おいしいだけでなく、健康のためにも役立ちます。

また、レモンの香りには脳を活性化する作用があることがわかっています。

香りを察知する嗅神経が刺激されると、海馬やその周辺の神経細胞もいっしょに刺激されて活性化するという研究結果が発表され注目を集めました。特に柑橘類の香りが脳を活性化するそうです。

レモン果汁のさわやかな酸味と香りは食事をおいしくするうえ、アルツハイマー病予防にもなって一石二鳥です。

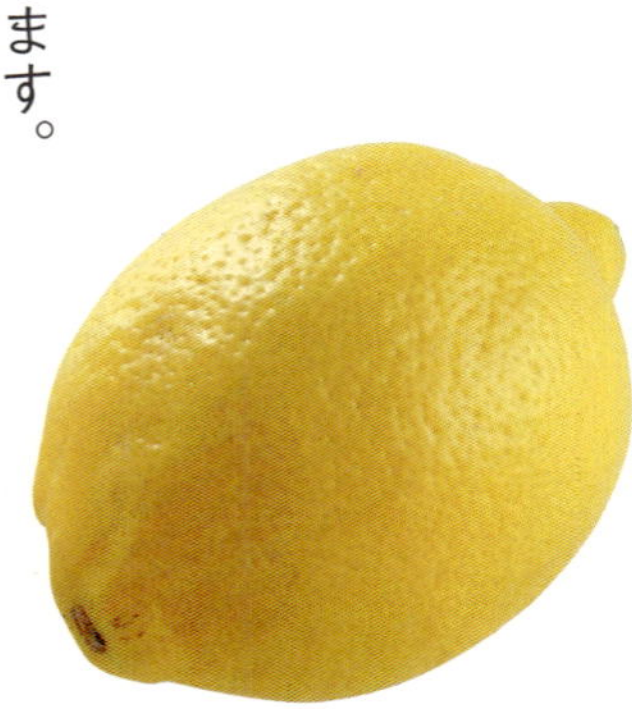

健康長寿をもたらすヘルシーオイル

解毒

オリーブオイル

●調理油はオリーブオイルがよい

ギリシャやイタリアなど地中海沿岸でオリーブオイルを多用している地域では、動脈硬化による心臓病が少ないことから、ヘルシーな油として広く認知されています。

オリーブオイルの成分の7～8割はオレイン酸で、抗酸化作用が非常に強いビタミンEやポリフェノールを豊富に含んでいる酸化しにくい油として人気です。健康のため、マリネやドレッシングのほか、加熱調理に使う人もふえています。

オリーブオイルにはいくつか種類がありますが、オリーブの実を低温圧搾したエクストラバージンオリーブオイルがおすすめです。実に含まれている栄養素がそのまま残っていて、抗酸化作用のある成分がふんだんに含まれているからです。

紫外線に弱いので遮光瓶に入ったものを選ぶようにしましょう。小さめのボトルを選び、開封後は早めに使い切りましょう。

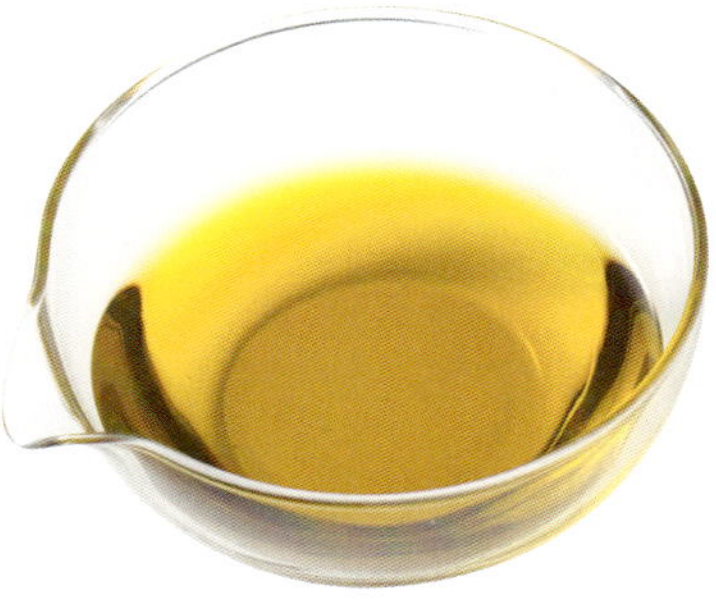

健康長寿は炎症対策が必須

加齢とともにふえていく慢性炎症。炎症を抑えるオメガ3系脂肪酸をとりましょう！

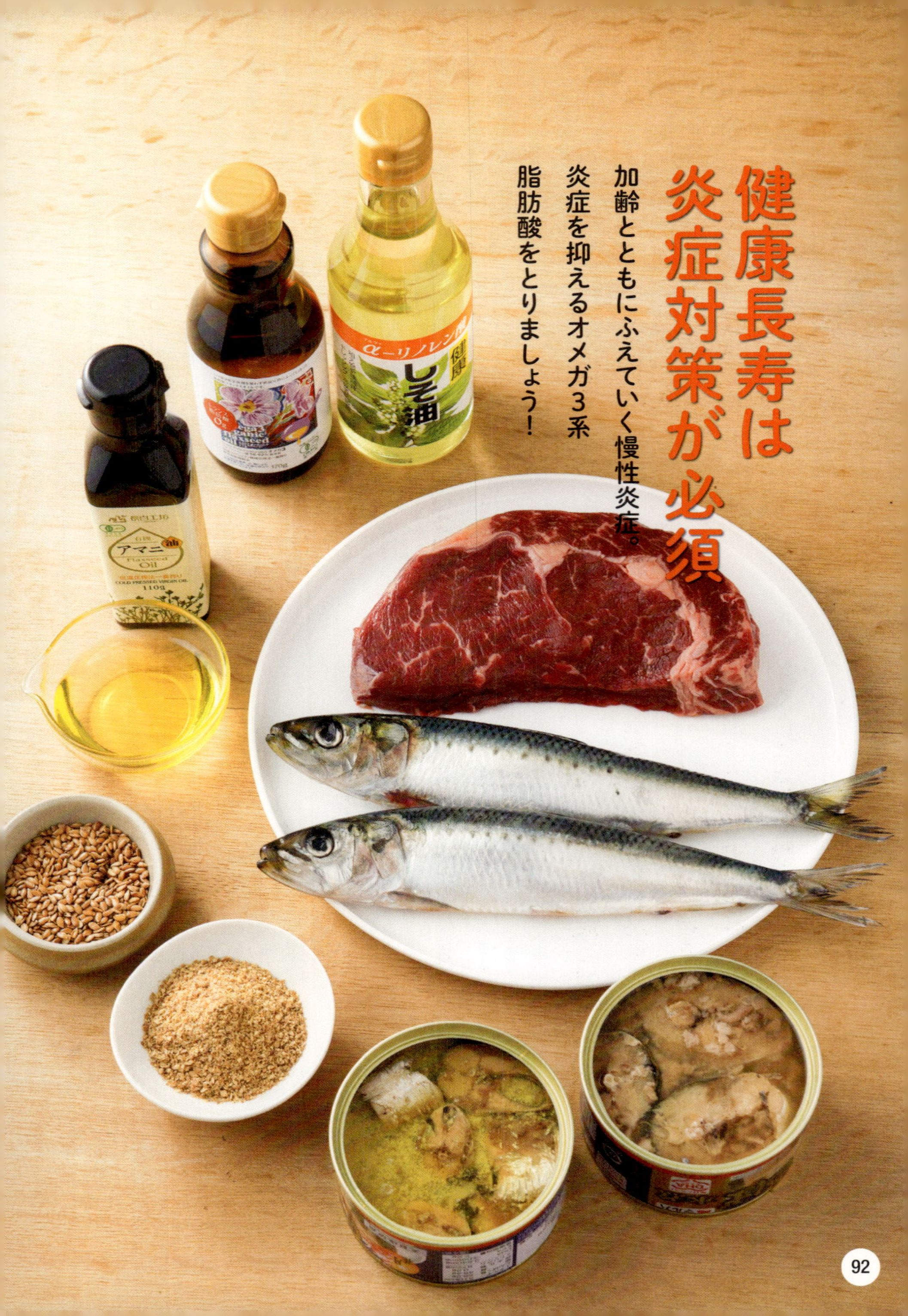

●ジワジワと進む慢性炎症

炎症とは免疫細胞が体外から侵入した異物を攻撃したり、傷ついた細胞を修復したりするときに起こる反応です。わかりやすくいえば**体を守るための防御反応**です。

異物が退治され、細胞が修復されればおさまる一時的なものは急性炎症で、かぜなどの感染症や外傷などがあてはまります。

アルツハイマー病に関連するのは、知らないうちに続いている慢性炎症。慢性炎症は体内のあちこちで起こっています。血管の慢性炎症は動脈硬化ですし、肥満すると慢性炎症が糖尿病や高血圧を引き起こします。歯周病も慢性炎症の一つです。

これらは痛みやはれはありませんが、炎症を起こす物質が体内でずっと出続けています。たとえれば、小さな火がずっとくすぶり続けているようなもの。長期間続くと脳にも体にも負担がかかります。

加齢とともに慢性炎症は徐々に増していくのですが、なかにはふえ方がゆるやかな人もいます。

そして、100歳を過ぎても元気な人は慢性炎症の程度が、ほかの人にくらべて明らかに低いことがわかっています。

いまのところ、**炎症を抑える作用があると確認されている食品はオメガ3系脂肪酸だけ**です。体内の炎症を抑制するには、オメガ3を含む青魚や鮭、牧草牛、亜麻仁油やえごま油を積極的にとりましょう。

オメガ3摂取の代表選手

炎症対策

さば・いわし

●EPA・DHAは小型の魚からとる

オメガ3系脂肪酸を最も効率よくとるには、魚に多く含まれているEPA・DHAがおすすめです。

EPA・DHAを多く含む魚としてまぐろのトロが紹介されますが、大型で回遊していて寿命の長い魚は高濃度の水銀をため込んでいるものがいます。メリットもありますがデメリットも多いので、避けたほうが安心です。

水銀の濃度が低めのさば、いわし、さんまなど、小型で寿命の短い魚を選びましょう。養殖よりも天然物のほうがオメガ3が多く、毒素も少ないので、できるだけ天然物を選びましょう。

新鮮な魚が手に入りにくいようなら、水煮缶を活用すると便利です。脂がのった時期のものを缶詰にしているので、オメガ3がより多く含まれています。

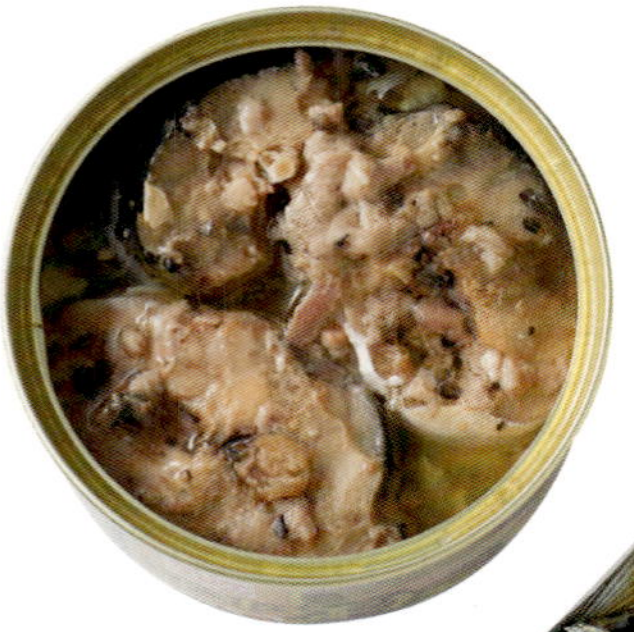

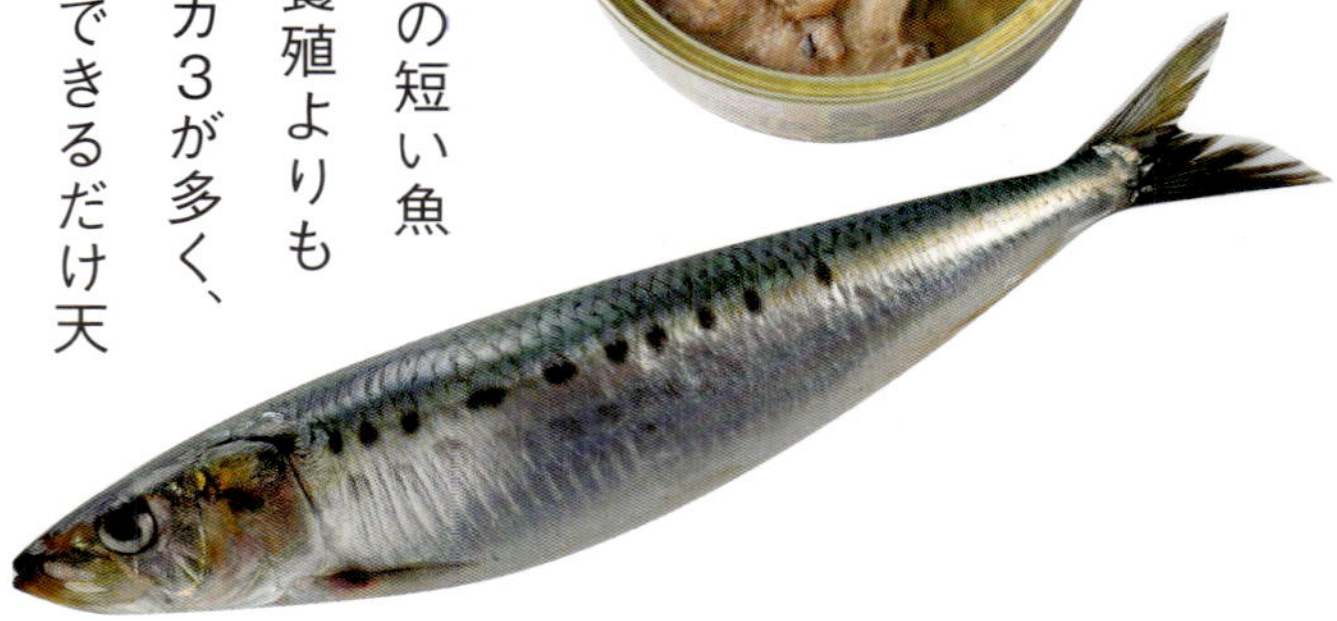

抗酸化物質とオメガ3が豊富

炎症対策

鮭

●脂ののったものを選ぼう

白身魚なのですが青魚にも負けないくらいEPA・DHAが豊富です。一般的に出回っているものは白鮭が多いのですが、紅鮭、銀鮭、キングサーモン、サーモントラウトなどさまざまな種類があります。

EPA・DHAが効率よくとれるのはサーモントラウトです。もともと脂がのっていて含有量が多いですし、生で食べられるので調理で脂が減ることもありません。

購入するときには、生を選びましょう。甘塩、中辛、辛塩などがありますが、どれも塩分が添加されています。

アルツハイマー病の患者さんに不足していることが多いビタミンDも豊富です。

ほかにも、アスタキサンチンという赤い色素成分には非常に強い抗酸化作用があり、過酸化脂質の生成を抑制します。動脈硬化やがん予防にも役立ちます。

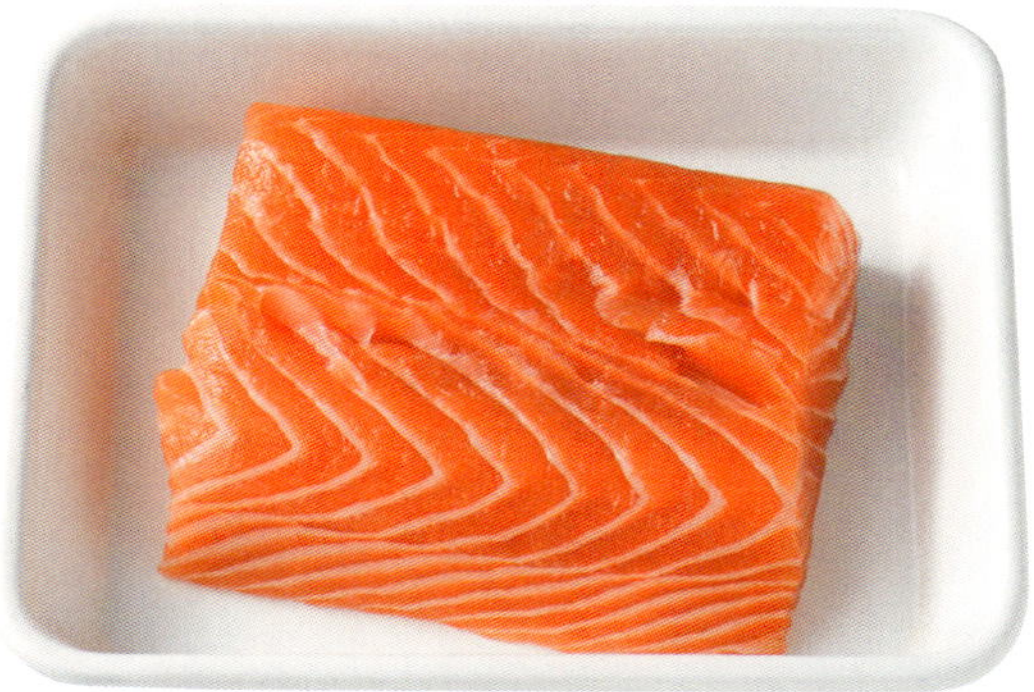

青魚に匹敵するオメガ3

炎症対策

牧草牛

●牧草を食べて育った牛はオメガ3が豊富

とうもろこしや小麦など穀物を食べて育った牛（グレインフェッドビーフ）は、炎症を招くオメガ6が多いのですが、放牧して牧草を食べて育った牧草牛（グラスフェッドビーフ）はオメガ3が豊富で、その含有量は青魚に匹敵します。

牧草で育った牛は牛肉特有のくさみがなく、日本の高級和牛のようなサシ（脂肪）が入っていません。全身が赤身肉のような肉質で、肉本来の味わいが楽しめると、最近、人気が出ています。

日本の牛肉はほとんどがグレインフェッドビーフなのですが、ニュージーランドではほぼ100％の牛が牧草飼育で育っています。しかも成長ホルモンを使わず、病気予防のための抗生物質も投与していません。

質のことを考えれば、牛肉は牧草牛がおすすめです。日本でも少数ですが、牧草牛の飼育にとり組む生産者がいて、出荷量も徐々にふえてきています。

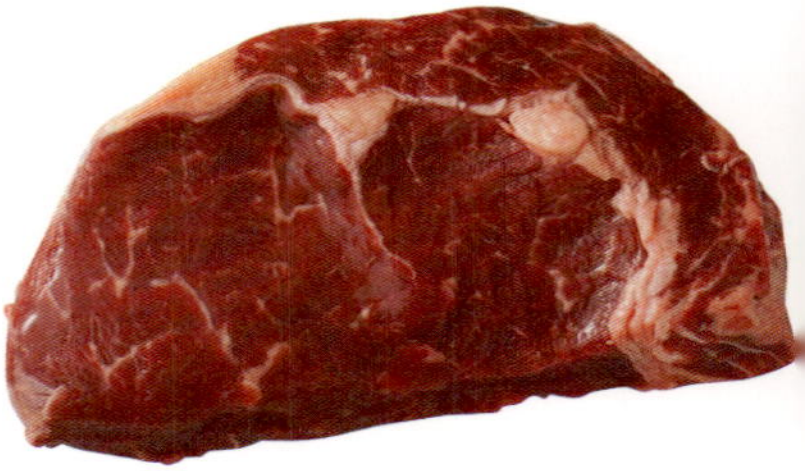

植物油でもオメガ3はとれる

炎症対策

亜麻仁油・えごま油

●体内でEPAに合成される

植物油にもオメガ3系脂肪酸を多く含むものがあります。亜麻仁油やえごま油の主成分であるαリノレン酸は、体内で一部がEPAとなり、炎症の抑制に役立ちます。

酸化しやすいので加熱調理には使えません。少しクセはありますが、そのまま飲んでもいいですし、サラダにかけたり、自家製のジュースに入れたりすると、無理なくとることができます。

酸化しやすいので、遮光瓶に入っている小さめのものを購入して、開封後は早めに使い切るようにしましょう。

亜麻仁は見た目がごまに似ていて、ロースト亜麻仁、粉末亜麻仁も販売されています。食感もごまに似ているので、ごまの代用品として使うと、より多くのオメガ3をとることができます。

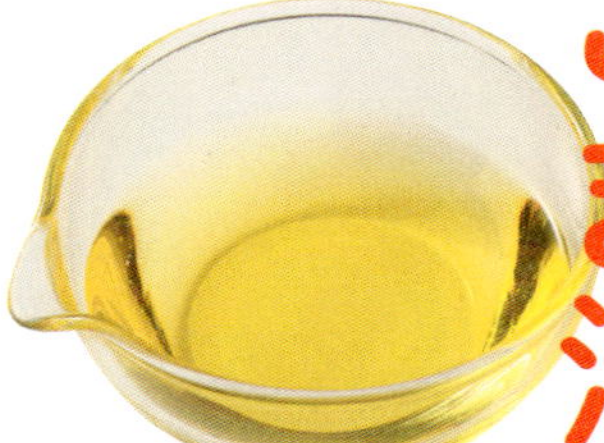

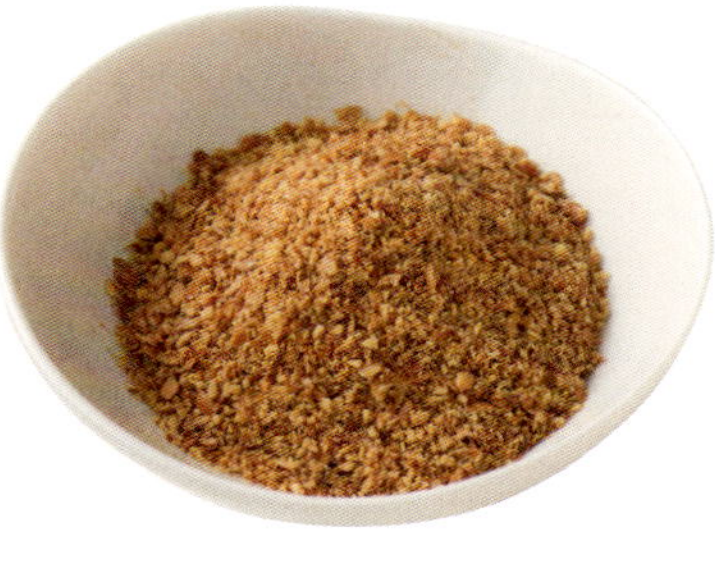

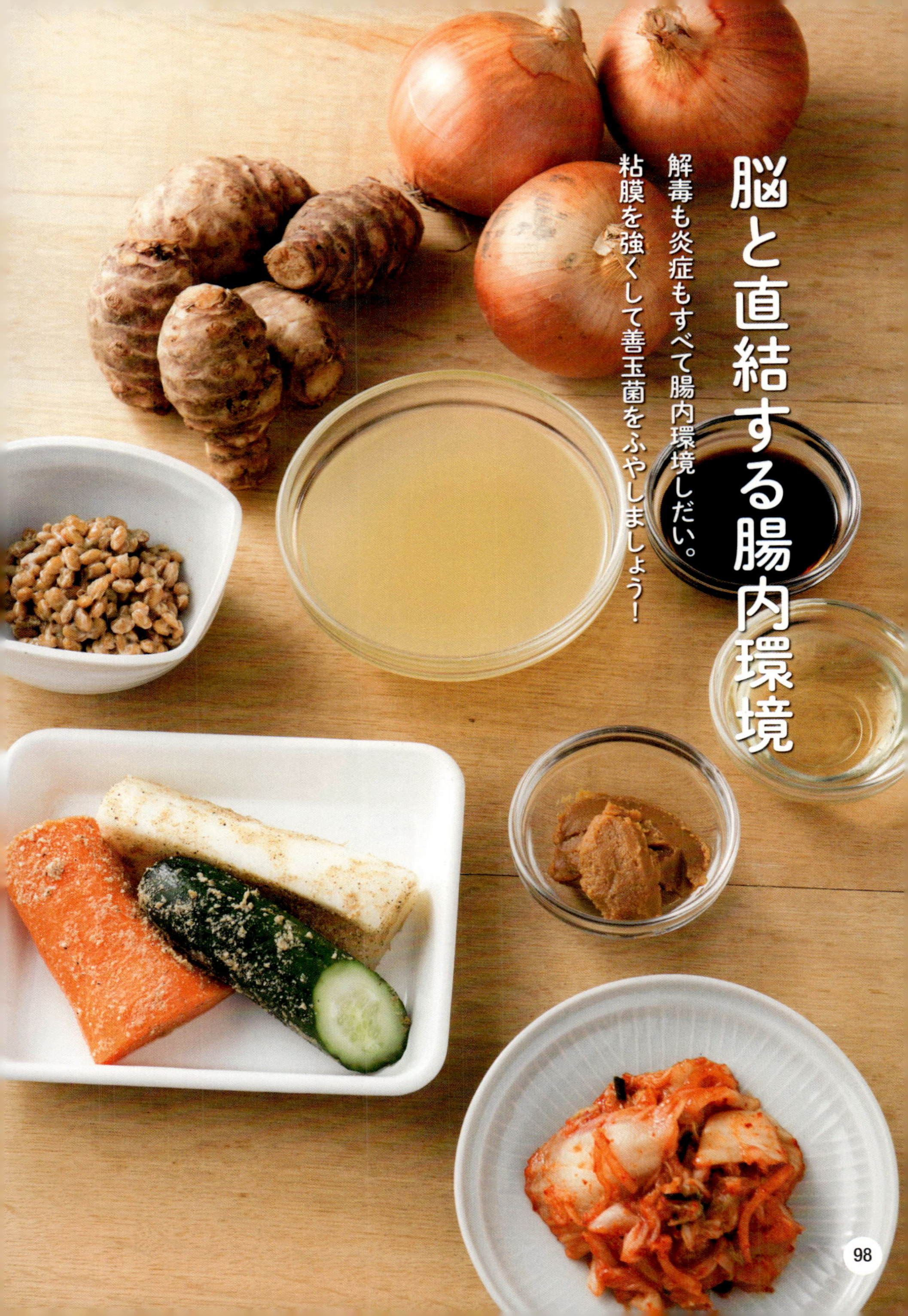

脳と直結する腸内環境

解毒も炎症もすべて腸内環境しだい。
粘膜を強くして善玉菌をふやしましょう!

●炎症を起こしがちな高齢者の腸

少し前からアメリカで注目され始め、日本でも少しずつ認知されてきたのが、リーキーガットです。**リーキーガットとは腸の粘膜が炎症を起こし**、病原菌や水銀などの重金属、消化されていない栄養素、腸内の悪玉菌がつくる毒素などが血液中にとり込まれやすくなっている状態です。

高齢者では腸に炎症を起こしている人が少なくなく、それによってアルツハイマー病のリスクが高まってしまいます。

中高年ではでっぷり太った人を見かけますが、太った高齢者は見かけません。ほとんどの人がやせていきます。これは、加齢とともに腸に炎症が起こり、栄養をうまく消化・吸収できなくなるからでしょう。

また、腸内の悪玉菌がふえて腸内環境が悪化すると、それらがつくる毒素による害だけでなく免疫力の低下も招きます。

●善玉菌のエサをとろう

腸を元気にするには、**腸内の善玉菌をふやすことと、腸粘膜の回復の両方が重要**です。善玉菌をふやすには、乳酸菌やオリゴ糖、食物繊維など善玉菌のエサを食事でとりましょう。

それと同時に、腸粘膜の再生を促す栄養をとることも大事です。炎症が起きている腸粘膜の回復にはボーンブロスが最適。毎日の食事にとり入れましょう。

腸内の善玉菌をふやす

腸内環境

発酵食品

●納豆は日本が世界に誇る健康食品

発酵食品とは微生物が食品のタンパク質やでんぷんを分解して、別のものに作りかえた食品の総称。麹菌や乳酸菌、納豆菌などの体によい働きをする微生物が、発酵食品にはたくさん含まれています。

発酵食品とともにこれらをとることで、腸内の善玉菌が元気になり、免疫細胞が活性化してすべての病気予防に役立ちます。

また、微生物が分解（消化）しているので、消化・吸収しやすく、腸への負担が少ないのも利点の一つです。

腸内環境を整える代表といえば、発酵食品、そのなかでも納豆は質のよいタンパク質も豊富でアルツハイマー病予防には、毎日でも食べてほしい食材です。

1日1パックは食べましょう。

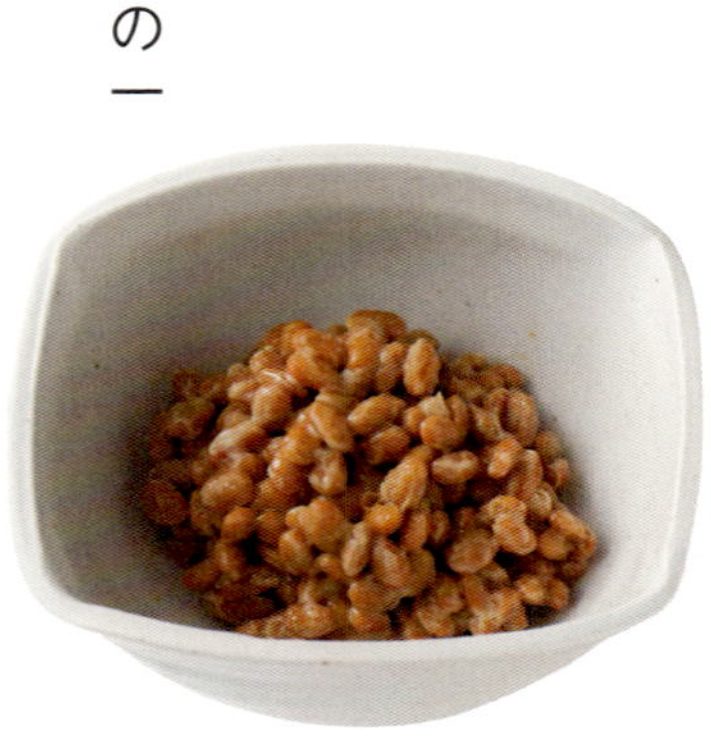

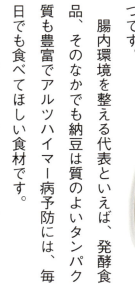

●発酵調味料を活用しよう

日本食は発酵食品の宝庫。みそ、しょうゆ、みりん、塩麹、酢などの調味料はすべて発酵食品。1回に使う量は少量でも、毎食、複数使っていれば1日の摂取量は多くなります。

日本人が健康長寿なのは、これら発酵調味料の力もあるように感じています。

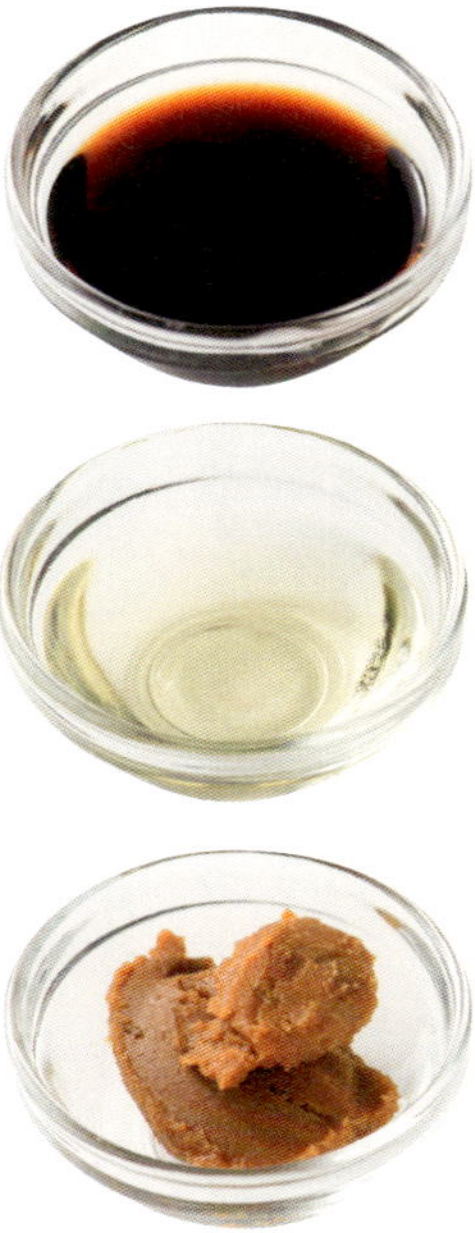

●乳酸菌は漬け物でもとれる

キムチやぬか漬けなどの漬け物を発酵させるのは乳酸菌パワーです。乳酸菌は善玉菌の代表。積極的に食べましょう。

乳酸菌はヨーグルトやチーズなど乳製品からとるイメージがありますが、質の心配がありますし、日本人には乳製品をうまく消化できない人が多いので、あまりおすすめではありません。

ぬか漬けを自分で作れば、塩分の心配もなく、おいしい漬け物が毎日食べられます。最近はぬか床セットが販売されていて手間もそれほどかかりません。ぜひやってみてください。

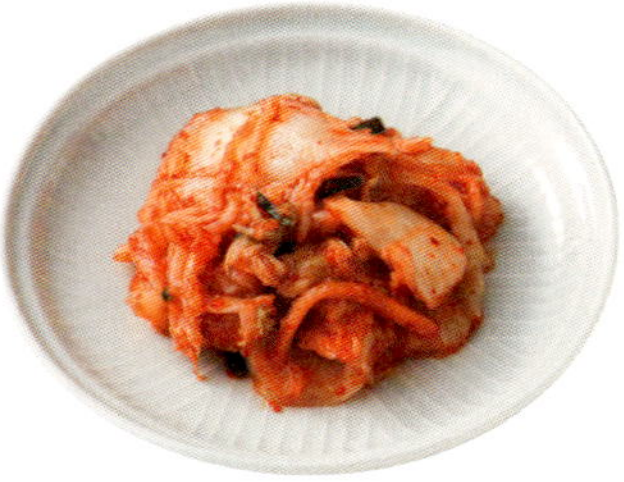

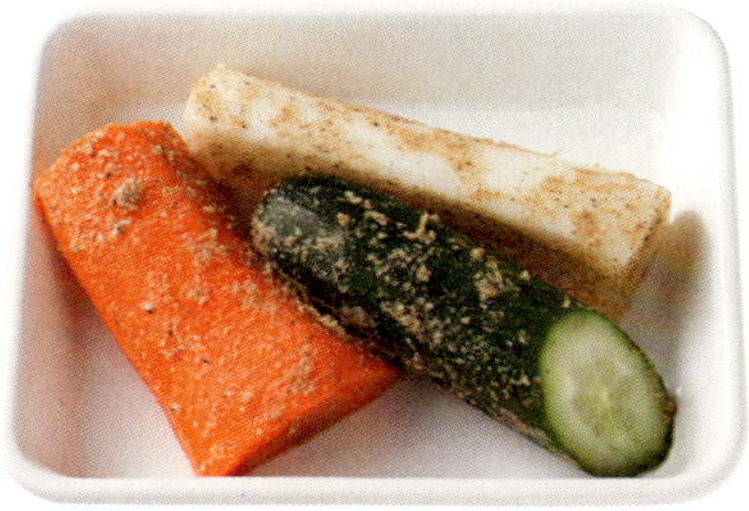

ダメージを受けた腸を癒やす

腸内環境

ボーンブロス

● 栄養豊富だから腸粘膜が回復

ボーンブロスは骨からとっただしです。鶏、牛、豚などの骨と香味野菜を、なべでコトコトと6時間くらい煮込みます。

長時間煮込むことで、骨から栄養がとけ出し、コラーゲン、アミノ酸、ミネラル、ビタミンが豊富に含まれる、栄養たっぷりのスープになります。

スープなので消化・吸収力が落ちていても、栄養をしっかりとり込むことができます。傷ついた腸の粘膜を修復する作用があるので、貧血や栄養失調のかたの滋養強壮食としておすすめです。

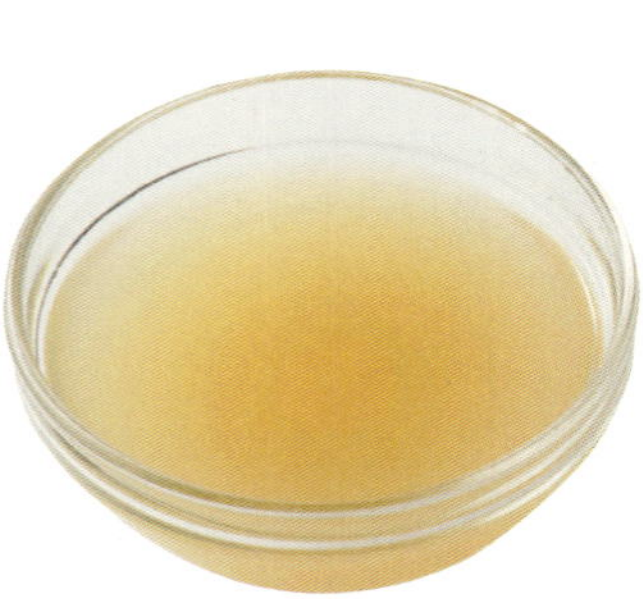

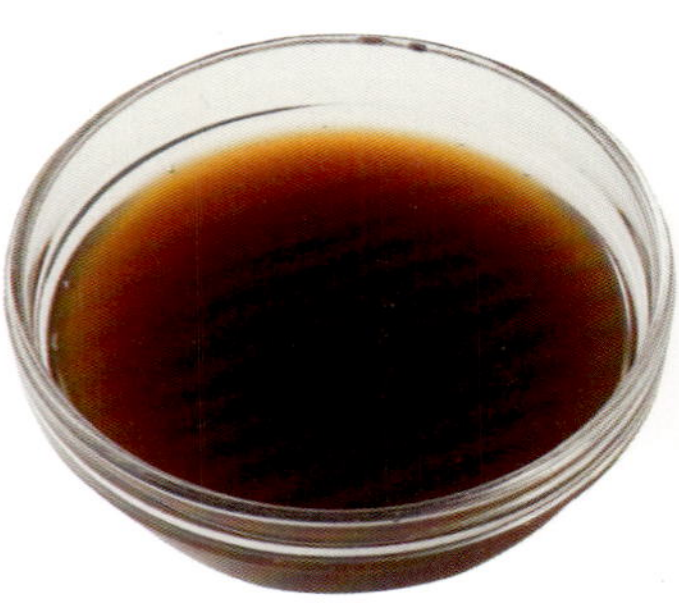

抗炎症作用のあるアミノ酸も豊富に含まれているので、リーキーガットの予防・改善にとても役立ちます。腸内環境が整うので、栄養がしっかりとれるようになりますし、免疫力が高まるので、アトピー性皮膚炎やぜんそくなどアレルギー症状の予防・改善にもおすすめです。

善玉菌のエサになるオリゴ糖

腸内環境

玉ねぎ・長ねぎ

●どちらも毎日食べたい健康野菜

玉ねぎは糖質を多く含んでいるので敬遠する人もいるのですが、実は腸内環境の改善に役立つおすすめ野菜です。

玉ねぎの糖質にはオリゴ糖が含まれていて、玉ねぎを食べていると善玉菌のエサがふえて、腸内環境が改善します。

オリゴ糖は加熱したときにでんぷんからつくられるので、玉ねぎは加熱調理して食べましょう。

また、玉ねぎや長ねぎには、にんにくと同様、ビタミンB_1の体内での吸収をサポートするアリインやアリシンが含まれています。これらをとりたいときには、加熱せず、こまかく刻んだり、すりおろしたりしてから食べましょう。アリインやアリシンの量がアップします。

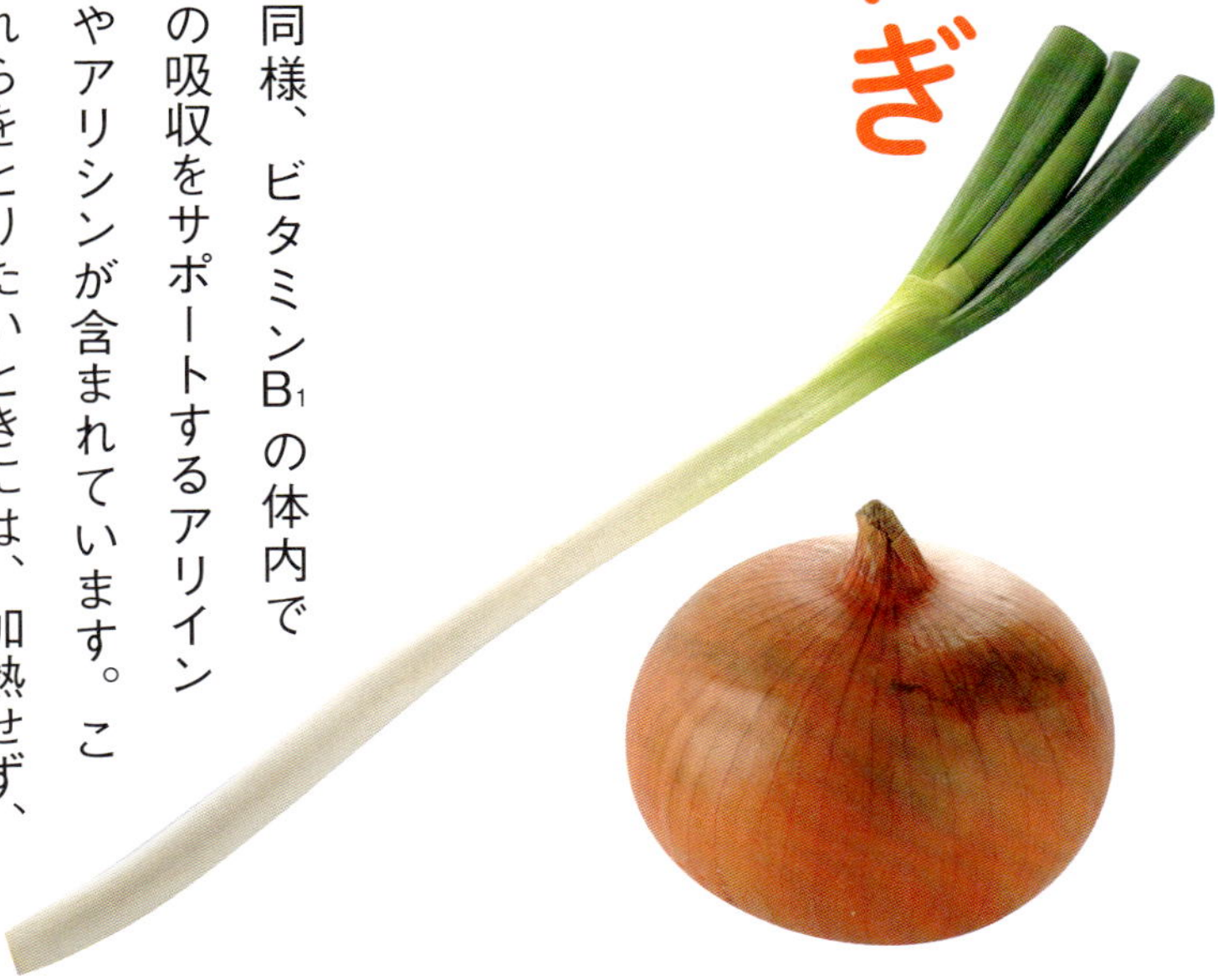

血糖値の心配がない「いも」

腸内環境

菊いも

● じゃがいものかわりにおすすめ

ポテトサラダや肉じゃがなどは人気メニューですが、じゃがいもは血糖値を上げるのであまりおすすめできません。

そこで注目が集まっているのが菊いもです。菊いもの糖質量は多いのですが、その大部分はイヌリンという水溶性食物繊維で血糖値を上げません。

それどころか、腸内の善玉菌のエサになりますし、腸でのミネラルの吸収を助けます。さらに、「天然のインスリン」と呼ばれており、腸での糖の吸収を抑え、インスリンの分泌を促して、食後血糖値の上昇をゆるやかにしてくれます。

生のままスライスしてサラダに加えてもいいですし、肉じゃがのようにゆでて食べてもおいしいです。きんぴらやポタージュなどにもできます。

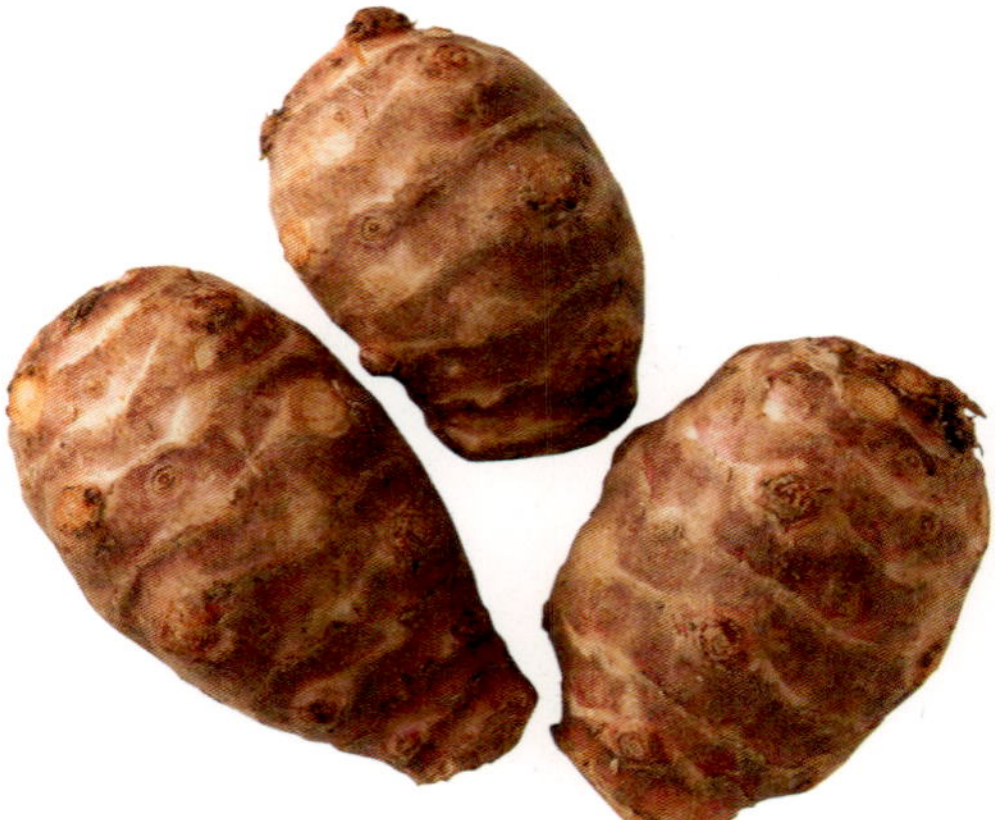

難消化性でんぷんが腸内環境にいい

腸内環境

さつまいも

●甘いけれど血糖値の上昇はゆるやか

ホクホクと甘くておいしいさつまいも。糖質が多いけれど、血糖値の上昇がゆるやかで、じゃがいもや白米、パン、めんなどにくらべるとGI値が低めです。

これは、さつまいもに含まれる糖質に難消化性でんぷんのレジスタントスターチが多いことが関係しています。

レジスタントスターチとは、腸内で吸収されにくいでんぷんで、血糖値の上昇をゆるやかにしたり、血液中のコレステロールや中性脂肪を下げる働きがあります。

また、大腸の腸内細菌がレジスタントスターチを発酵させると、酪酸という短鎖脂肪酸がつくられ、腸内の善玉菌の増殖に役立つといわれています。

もちろん、一度にたくさん食べると血糖値もそれなりに上がるので、少量を楽しみましょう。さつまいもを食べるときは、ごはんの量を減らして調整してください。

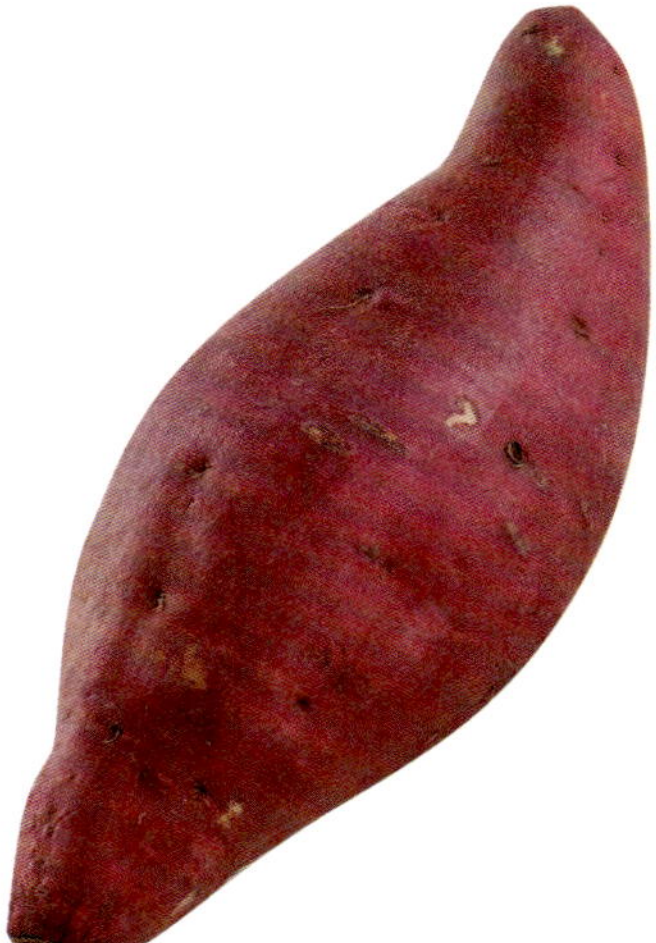

認知症予防に役立つ食べ物

植物には脳や体を若返らせ、認知症予防に役立つ栄養素がいっぱいです。

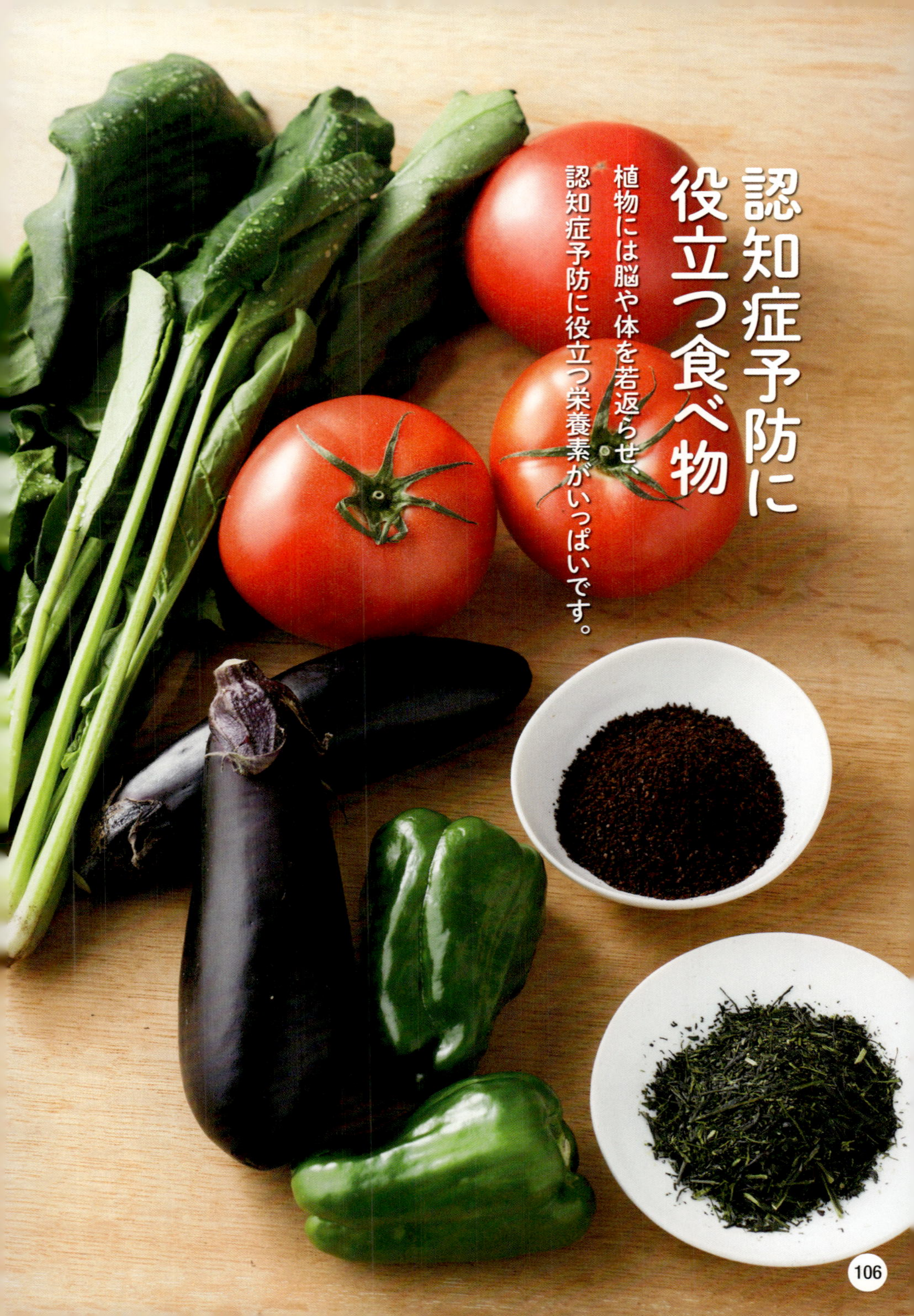

●カラフル野菜の健康効果

認知症予防のために役立つ食べ物として紹介しているものに、**レインボーフーズ**があります。

食材を赤、黄、緑、白、紫、茶、黒の7色のグループに分けて、毎日の食事にバランスよくとり入れます。複数の色をとり入れることで効果的に栄養をとることができますし、わかりやすいのが魅力です。

野菜の色や香り、苦み、辛みのもとになる成分は、フィトケミカルと呼ばれ、紫外線や虫などから身を守るために植物がつくり出しています。強力な抗酸化作用があるものが多く、健康維持や病気予防に役立つものがたくさんあります。

フィトケミカルは一つだけとるよりも複数をいっしょにとったほうが、相互に作用して効果を発揮します。カラフルな野菜を食卓にとり入れましょう。

●飲み物でも認知症予防

日中に気分転換で飲むのならコーヒーと緑茶がおすすめです。どちらも認知症予防効果が認められているので、ふだん飲むドリンクとしていかがでしょうか。

夕食のときにアルコールを飲みたい場合は、赤ワイン2杯であれば飲んでもかまいません。赤ワインには脳を若返らせるレスベラトロールが含まれているので、アルコールの害を帳消しにしてくれます。

色あざやかな野菜は健康効果が高い

認知症予防

緑黄色野菜

●トマトが赤くなれば医者いらず

トマトのリコピンにはとても強力な抗酸化作用があり、動脈硬化、がんの予防効果を示す研究報告がいくつもあります。

また、脂質の代謝を促す「13オキソODA」という成分によるダイエット効果も注目されています。肥満は慢性炎症をもたらす大きな要因。肥満を解消すれば、それがアルツハイマー病予防になります。

昔からトマトをよく食べる人は病気にならないといわれてきましたが、近年の研究でそれが裏づけられました。

健康のためにはトマトを毎日食べましょう。トマトジュースやスープだと、消化しやすく効率よく栄養が吸収できます。

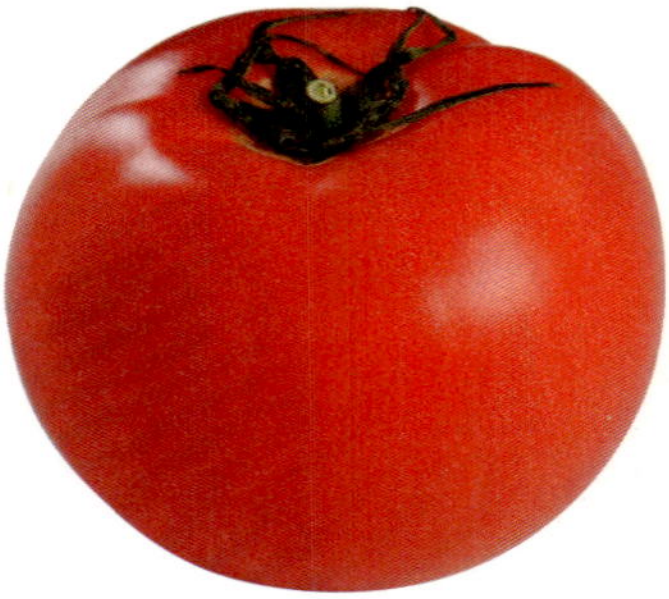

●なすのアントシアニンで老化知らず

なすの皮にはアントシアニンという紫色の色素成分が豊富です。これはぶどうやブルーベリーにも含まれていて、抗酸化作用が非常に強いフィトケミカルとしてよく知られています。

アントシアニンには、抗がん作用のほか腸の炎症を抑える作用もあるといわれています。リーキーガットの予防や改善にもおすすめです。

また、なすに含まれるデルフィニジンというポリフェノールは、抗酸化作用が非常に強く、認知症予防に有効といわれています。

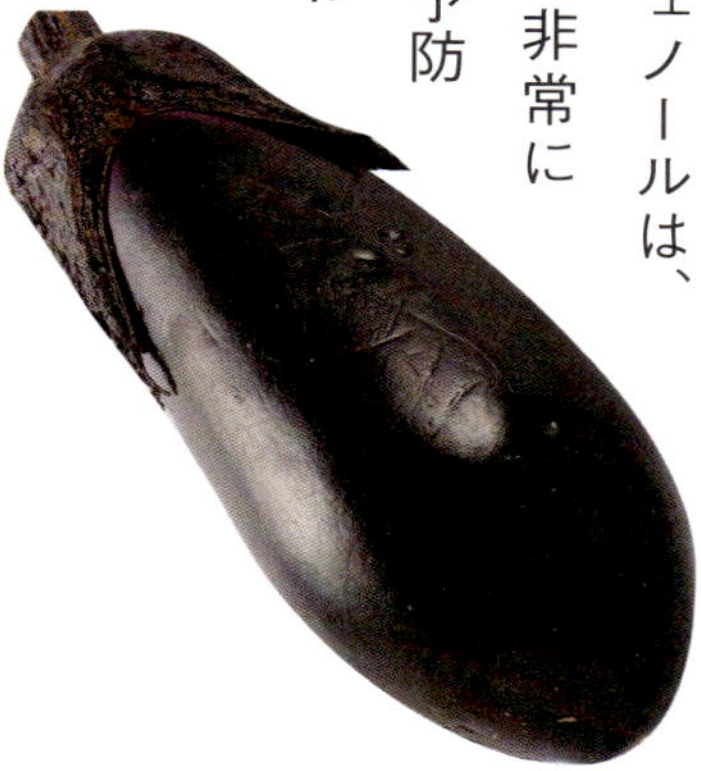

●血管を若返らせるピーマン

ピーマンは抗酸化作用の強いビタミンA・E・Cが豊富です。緑のピーマンはβカロテンが豊富ですし、赤パプリカはカプサンチン、黄パプリカはルテインやゼアキサンチンと、色が違えば異なるフィトケミカルを含んでいます。

βカロテンは体内でビタミンAに変換されますし、カプサンチンは強力な抗酸化作用があり、ルテインやゼアキサンチンは目の健康を守ってくれます。

どれも抗酸化作用が強力なフィトケミカルばかりです。認知症予防はもちろん、健康長寿に役立つので積極的に食べたい野菜の代表です。

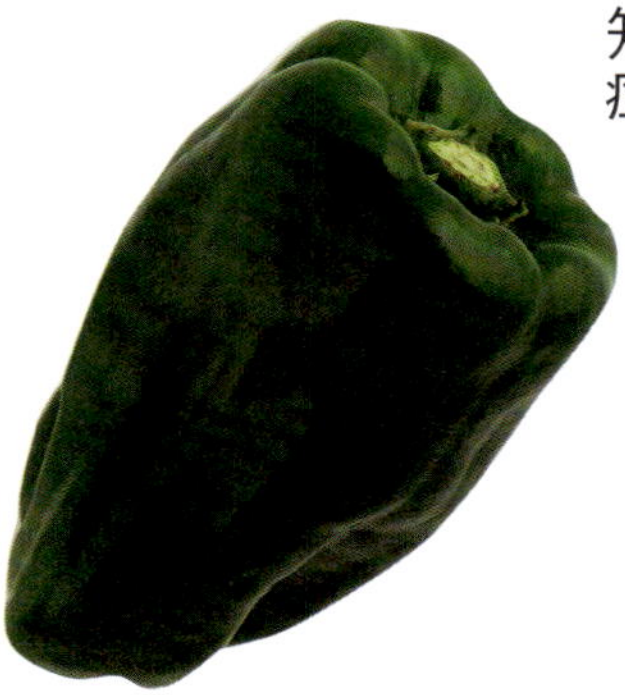

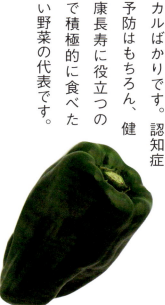

ホモシステインを無毒化

認知症予防

緑茶

●1日2杯の緑茶で認知症予防

緑茶にはアルツハイマー病の要因の一つであるホモシステインを抑制する作用があるようです。

ホモシステインは酸化ストレスで毒性のある神経物質になるのですが、おそらく、緑茶の強力な抗酸化作用がこの酸化ストレスを抑制するのでしょう。

東北大学医学部の研究では、緑茶を1日2杯以上飲んでいるグループは、1杯の緑茶を週に3回以下しか飲まないグループにくらべて、認知機能の低下が少なかったそうです。70歳以上の高齢者1000人を対象とした研究ですから信憑性があります。

緑茶に含まれているカテキンには、強力な抗酸化作用があり、細胞のがん化を抑える、突然変異を起こした細胞を正常な細胞に戻す、ピロリ菌の活性を抑える、動脈硬化を予防するなど、さまざまな効果が確認されています。

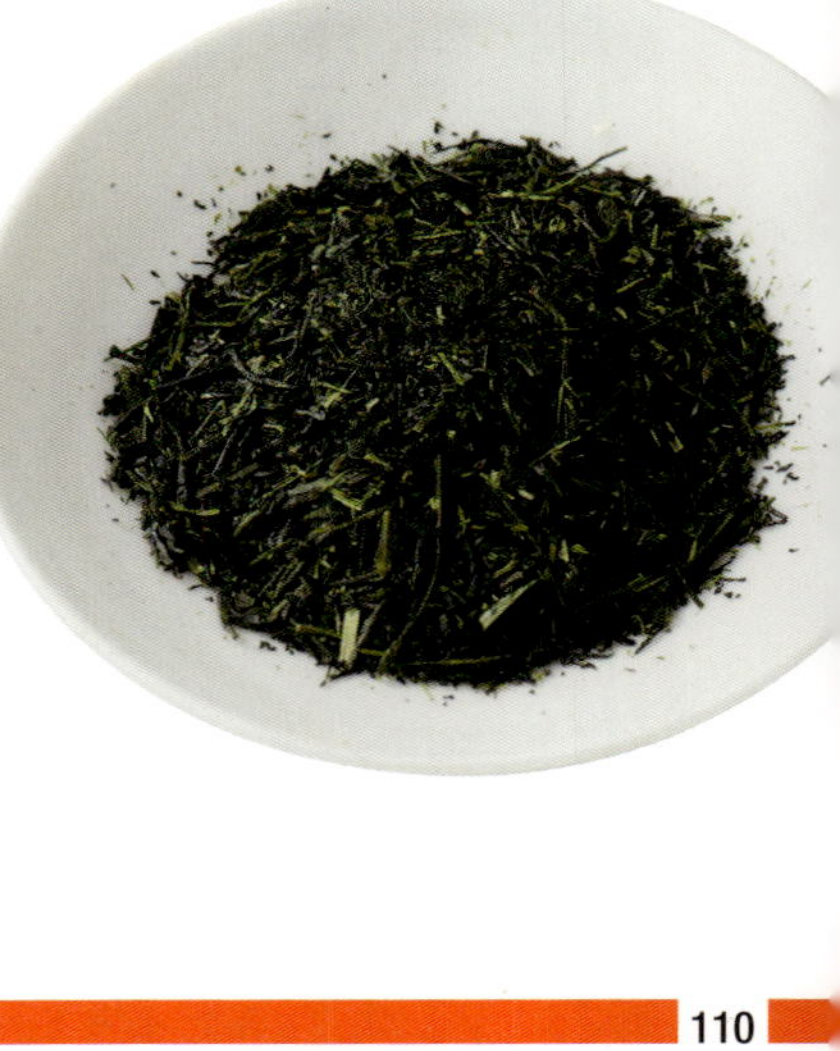

1日3杯で認知機能低下が防げる

認知症予防

コーヒー

●カフェインやクロロゲン酸の効果

コーヒーは代謝を促してダイエット効果を高める、がんを抑制する、血糖値の上昇をゆるやかにするなど、さまざまな報告がありますが、認知機能の低下予防にも役立つことがわかっています。

オランダ国立公衆衛生環境研究所が行った疫学調査で、コーヒーを飲む人のほうが飲まない人よりも認知機能の低下が少ないことが明らかになりました。

フィンランド、イタリア、オランダの約700人を10年間追跡調査した結果で、コーヒーを1日に3杯飲む人が、認知機能の低下が最も少なかったそうです。

コーヒーに含まれているクロロゲン酸には強力な抗酸化作用があり、がんを予防する効果が注目されています。

1日4杯以上飲むと効果が落ちるという報告もあるので、飲みすぎないようにしましょう。

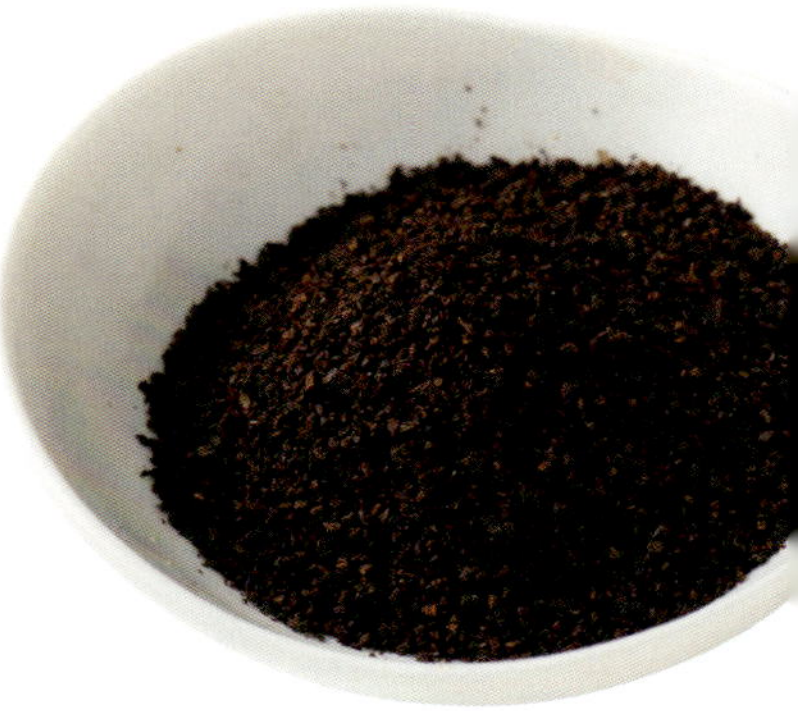

避けたほうがいい食品

●糖質過多の食事が炎症をもたらす

食事で糖質をとると、血液中で糖とタンパクが結びついて**AGE（終末糖化物質）**がつくられます。体内のAGEがふえると炎症が活性化して、アルツハイマー病のリスクがどんどん上がります。

また、アルツハイマー病はインスリン抵抗性と深い関係があります。糖質の過剰摂取はインスリンの異常を招きます。できるだけインスリンを節約するためにも、糖質の摂取量は少ないほうがいいのです。

さらに、**糖質を多く含むもののなかでも**

小麦製品は、グルテンの弊害があるのでできるだけ食べないようにしましょう。

●添加物が心配な加工食品

加工食品には、味わいをよくしたり、長もちさせたりするために、たくさんの添加物が入っています。添加物のなかには発がん性が指摘される危険なものも。

食べたらすぐに何か症状があらわれるわけではないですが、何年も蓄積されると思わぬリスクを招くことがあります。できるだけ食べないほうが安心です。

注意 避けたほうがいい食品

注意 小麦製品

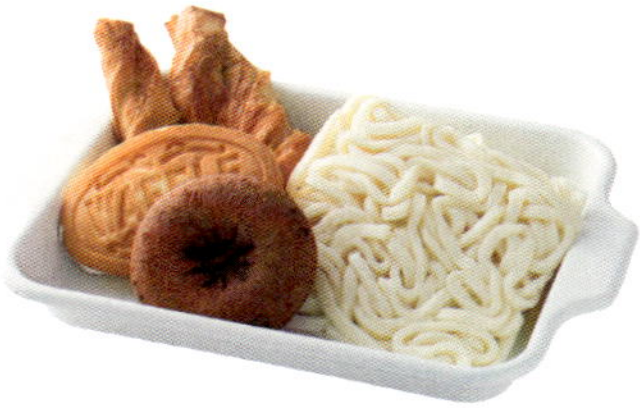

- グルテンがアルツハイマー病のリスクを高める。グルテンは小麦に含まれるタンパク質
- うどん、そうめん、中華めん、パスタ、食パン、甘い菓子パン、ケーキ、ドーナツ、ワッフルなど小麦が入っているものはできるだけ避ける

注意 加工食品

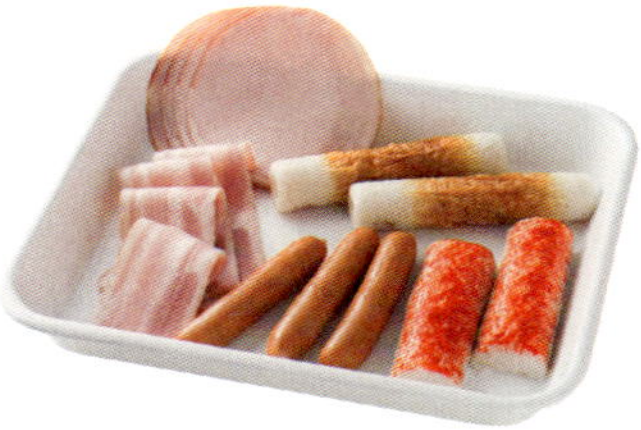

- ハム、ソーセージに使われている発色をよくするための亜硝酸ナトリウムは発がん性が指摘されている
- ちくわ、かまぼこなども加工食品
- 市販されているドレッシング、なべのもと、レトルト食品などはできるだけ避ける

注意 乳製品

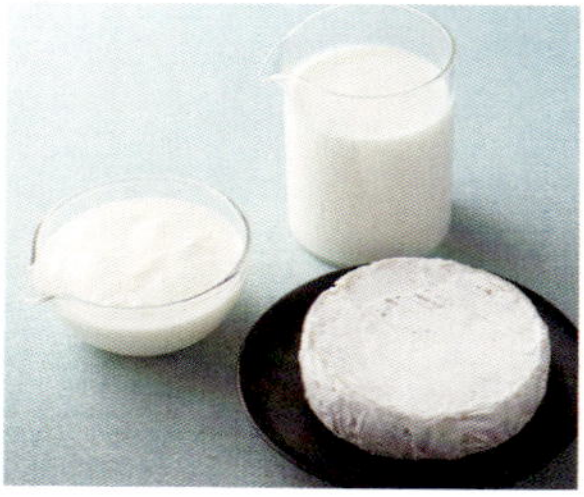

- 牧草牛の乳製品であればいいが、日本ではほぼ入手不可能。穀物を食べて育った牛の乳製品はオメガ6が多い
- 乳糖不耐症が多い日本人は、腸で吸収できない人もいるのであまり適していない
- カルシウムは乳製品以外の小魚やさくらえびなどでとる

知っておきたい食品の危険度

食べ物には認知症予防に役立つもの、認知機能の低下を招くものがあります。

青信号食品は毎日食べたいおすすめ食品、黄信号食品はときどき食べてもかまわない食品、赤信号食品はできるだけ避けたい食品です。

この一覧表を参考にして、食べるべきもの、避けるべきものを選ぶ習慣をつけましょう。

赤信号食品　できるだけ避ける

・すべてのパン　・パスタ
・中華めん　・うどん　・そうめん
・クッキー　・ケーキ　・あめ　・穀類
・砂糖を含む甘い飲み物やお菓子
・小麦製品（グルテン）
・乳製品　・加工食品
・水銀の多い魚（まぐろなど）
・パイナップル、メロン、GI値の高い果物

黄信号食品　2～3日に1日程度

・糖質の多い野菜（じゃがいも、とうもろこし、えんどう豆、かぼちゃなど）
・ベリー類など低GIな果物
・牛肉　・鶏肉　・豚肉　・ワイン（1日2杯）

※肉は日がわりでバランスよく食べる

青信号食品

毎日食べたいおすすめ食品

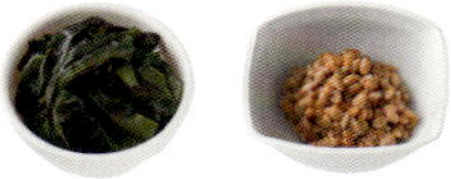

- きのこ
- アブラナ科の野菜
（ブロッコリー、カリフラワー、キャベツなど）
- 葉物野菜
（香菜、ルッコラ、ケール、ほうれんそう、レタスなど）
- 香味野菜
（にんにく、しょうが、わさびなど）
- 海藻　・大豆製品
- 天然の青魚と小魚
（さば、いわし、さんま、鮭、ちりめんじゃこ、
さくらえびなど）
- 平飼いの卵　・発酵食品
（納豆、ぬか漬け、ザワークラウト、キムチ、
発酵調味料など）
- 腸内環境をよくする食品
（菊いも、玉ねぎ、長ねぎ、さつまいもなど）
- ハーブティー
- 紅茶
- 緑茶
- コーヒー

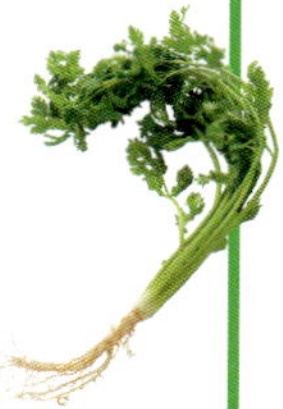

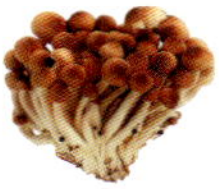

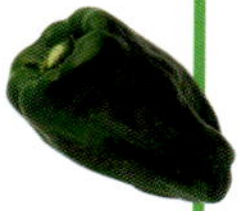

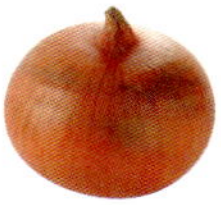

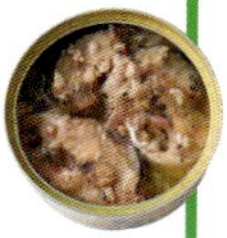

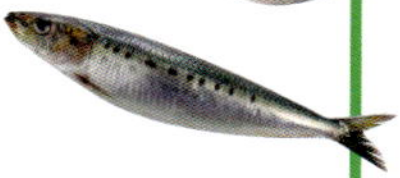

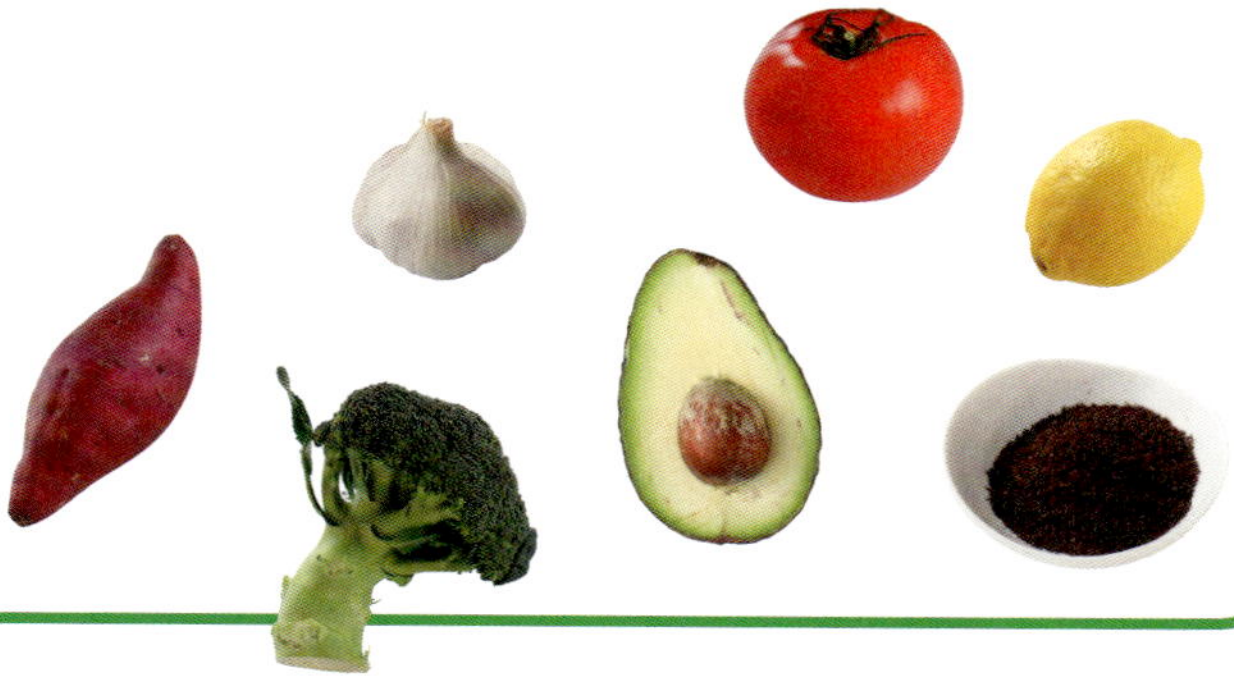

●炎症を抑える油と促す油●

脂質を構成する脂肪酸にはいくつか種類があります。すべてを覚えるのはむずかしいので、炎症にかかわるオメガ3とオメガ6について知っておきましょう。

オメガ3は青魚や牧草牛、亜麻仁油などに含まれる脂肪酸で、炎症を抑制する働きがあります。

オメガ6は鶏肉や豚肉、大豆油やコーン油、紅花油などの植物油に含まれる脂肪酸で、過剰にとりすぎると炎症が促されてしまいます。オメガ6も生命維持に欠かせない脂肪酸ではあるのですが、現代人は過剰に摂取しがちで、とりすぎによる弊害が指摘されています。

オメガ3とオメガ6はシーソーのような関係で、オメガ6を過剰にとるとオメガ3の働きが弱くなり、オメガ3を過剰にとるとオメガ6の働きが弱まります。

理想的な摂取バランスは1：1で、両方を同じくらいの量とるとバランスよくちょうどいい関係が保たれます。

いまの日本ではオメガ3の摂取量が絶対的に不足していて、平均でオメガ3の倍量のオメガ6をとっているといわれています。炎症予防のために意識してオメガ3をとるようにしましょう。

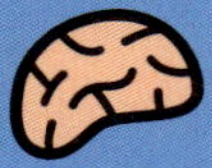

Step3

「運動」「睡眠」「ごきげん」が脳を若返らせる

運動が「脳トレ」になる

●運動で海馬の神経細胞がふえる

運動が認知機能の低下を抑制することはたくさんの研究で明らかになっています。研究者もいるほどです。**運動を最も効果的な脳トレ**と断言する研究者もいるほどです。アメリカのピッツバーグ大学で行った55〜80歳の男女を対象にした研究では、**有酸素運動で海馬の神経細胞がふえる**ことがわかりました。

インスリン抵抗性を改善する、脳の血流をよくする、ストレスを軽くする、熟睡できるなど、運動にはアルツハイマー病予防に役立つ効果がたくさんあります。

●医師が考案したメディカルタイチ

私のクリニックでは、医師が開発した**メディカルタイチ**を患者さんにすすめています。タイチとは太極拳の英語訳で、太極拳をベースにした、現代人がふだん使わない筋肉を鍛える運動プログラムです。

ハーバード大学医学部が「動く医薬（medication in motion）」と紹介し、太極拳の医療効果が注目されています。

タイチは体重移動を意識しながら、関節と筋肉を同時に動かすことで運動器官、感覚器官、心肺機能を同時に高めます。

アルツハイマー病予防には「運動」

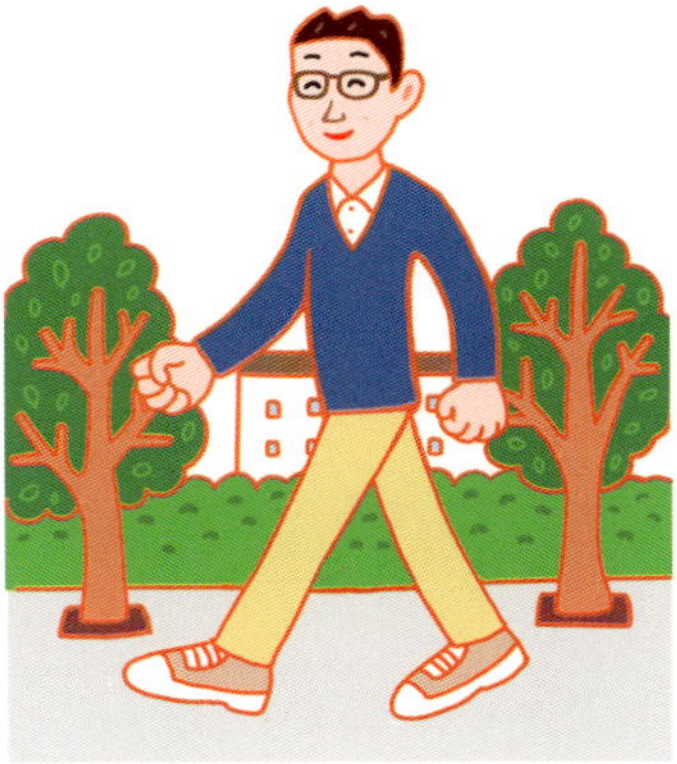

1日30分の有酸素運動

- 認知症予防には1日30分の有酸素運動がよい。散歩がてら歩こう
- 時間がない場合は、家の中で階段を1分間、上り下りするだけでもいい。できるだけ速く、転ばないくらいのスピードで階段を往復すると、本格的なトレーニングと同じくらいの効果が得られる。1日3回行うとよい

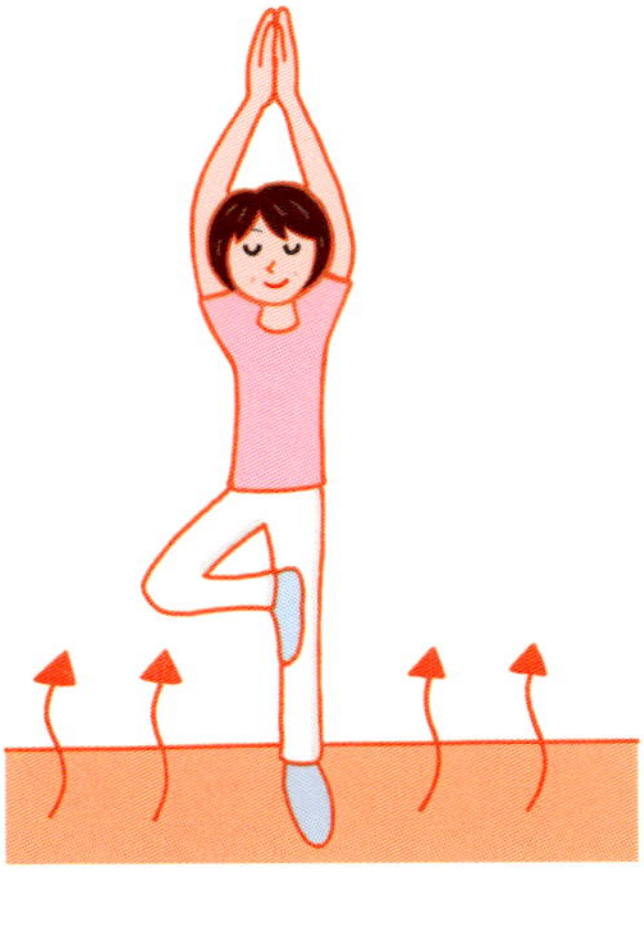

欧米で注目のタイチ

- 運動と呼吸法の組み合わせで、運動が苦手な人や体がかたい人も行いやすい
- 糖代謝や脂質代謝が改善する
- 血管が若返る
- 足うら3点という武術の立ち方で呼吸しながら体を動かす。足うらに体重がのって、体のゆがみが改善する

睡眠は脳のデトックス時間

●睡眠中に脳のゴミを掃除している

最近の研究で、アミロイドβなど脳にたまった老廃物は睡眠中に洗い流されていることがわかりました。**睡眠は脳の掃除をする大事な時間**だったのです。

ワシントン大学が行った調査では、**よく眠れている人ほどアミロイドβの蓄積が少なかった**そうです。

睡眠時間が短いと脳が萎縮するスピードが速く、認知機能の低下も進みやすいので、**睡眠不足がそのままアルツハイマー病に直結する**と言ってもいいくらいです。

●睡眠は質と時間の両方が大事

加齢とともに、夜中に何度も起きる、早朝に目が覚めて眠れないといった睡眠に関する悩みがふえます。決まった時間に布団に入っていても、うとうとしただけで熟睡できておらず、睡眠が不足しているケースもよくあります。

朝、すっきり目覚めて、日中に強い眠けにおそわれないのであれば睡眠時間は足りています。眠っても疲れがとれない、日中に強い眠けを感じる、イライラしやすいといった場合は睡眠が不足しています。

熟睡できる環境をつくろう

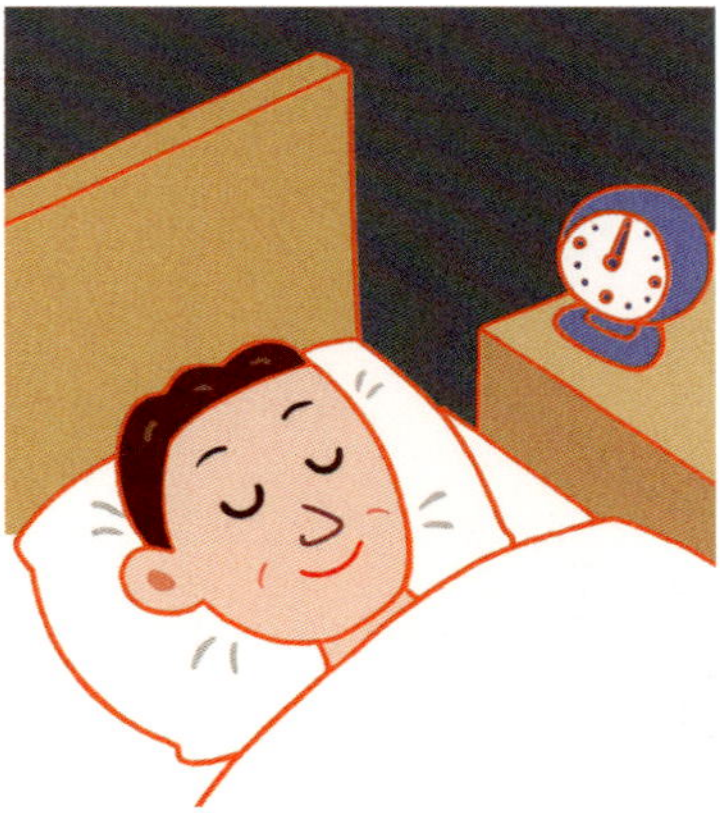

- 寝る2時間前からは、テレビやパソコン、スマホなどを電源オフする
- 緑茶やコーヒーなどカフェインの多いものは夕方6時以降は飲まない
- 就寝前に熱いおふろに入らない（ぬるめの湯がよい）
- 過度な飲酒や激しい運動をしない

睡眠が脳と体に重要な理由

記憶の整理を行う
（神経細胞のつながりを強化する）

アミロイドβの掃除
（脳のゴミを洗い流している）

自律神経を整える
（副交感神経が優位になる）

細胞を修復する
（起きている間に傷ついた細胞を修復する）

ホルモンの分泌
（代謝や内臓をコントロールする）

毎日をごきげんで過ごそう

●ストレスが脳にダメージを与える

過度なストレスも脳の大敵です。ストレスがかかっているときは、神経細胞からアドレナリンやドーパミンといった神経伝達物質が出ているのですが、これらが多くなりすぎると神経細胞のネットワークが低下することがわかっています。

また、ストレスを受けたときには**コルチゾール**というホルモンが分泌されているのですが、一定量を超えると脳にダメージを与え、萎縮してしまうそうです。ストレスは脳を老化させる大敵なのです。

●長寿の人はみんなごきげんさん

確かに、私がこれまでに会った100歳を超えて元気に過ごしている百寿者は、みなさん楽しそうに生きていて、ストレスと無縁な人ばかりです。悲しいことやつらかったことは覚えていなくて、「いまとこれからの楽しみ」が話題の中心です。これなら、ストレスがたまることもないでしょう。これが長寿の秘訣かもしれません。

イヤなことはすぐに忘れるポジティブな忘れっぽさで、ストレスをためないようにしましょう。

ストレスをためない10の秘訣

❶ イヤなことやつらかったことはスッキリ忘れる

❷ イラッとしたときには体を動かす

❸ 腹が立ったことをノートなどに書く
（書くことで冷静になり怒りがおさまりやすい）

❹ 会ったときにイヤな気持ちに
なる人とは会わないようにする
（人間関係を整理する）

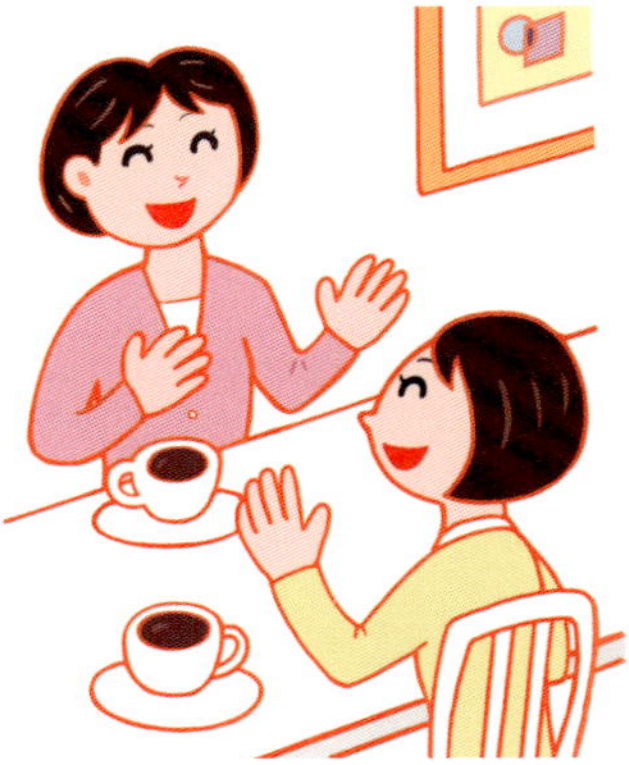

❺ 会って楽しい人とはドンドン会う

❻ 否定的な言葉づかいをやめる
（ものごとをポジティブに
とらえるようにする）

❼ さみしいと思ったら人に会う、電話する
（引きこもらないようにする）

❽ 趣味を楽しむ（夢中になれることを見つける）

❾ アイドルや芸能人の追っかけをしてみる
（ウキウキする気持ちがたいせつ）

❿ ときにはハメをはずして目いっぱい楽しむ

「口腔ケア」で認知症予防

●健康長寿は歯科から始まる

認知症の治療になぜ口腔ケアが必要なのか、不思議に思われるかもしれません。実は、最近の研究で**口の中の細菌バランスが、腸内の細菌バランスに大きな影響を与えている**ことがわかりました。腸内環境を整えるには、まず口腔ケアが重要なことがわかったのです。**認知症の予防には口腔ケアが欠かせません。**

口腔ケアの基本は歯磨きです。起きたとき（朝食の前）と食後に歯を磨きましょう。起床後は口腔内の病原菌がふえているので食事の前に歯を磨きます。就寝前にはデンタルフロスを併用しましょう。さらに、私のクリニックでは口腔内の環境をよくするロイテリ菌の摂取をすすめています。

ロイテリ菌は母乳由来の乳酸菌で、スウェーデンのストックホルムにあるカロリンスカ医科大学（ノーベル生理学・医学賞の選考を行うノーベル賞委員会が所属するヨーロッパを代表する研究機関）が、「最もすぐれたプロバイオティクス（有益性が科学的に証明された生きた微生物）」として認めた乳酸菌です。

多岐にわたるロイテリ菌の健康効果

- ヒトの母乳由来なので安心・安全（免疫力が低下している高齢者も安心して利用できる）
- 定着性がいい（生きて腸まで届き、体内にすみついて増殖する）
- 全身のさまざまな疾患や症状の予防・改善に役立つ（炎症抑制・免疫力アップ）
- 炎症を抑える（炎症を促すＴＮＦ-αが過剰につくられるのを抑制する）
- 天然の抗生物質であるロイテリンをつくり出す（虫歯菌や歯周病菌、ピロリ菌などを攻撃する）
- 免疫力を高める（腸内環境を整えて免疫システムを強くする）
- 副作用の心配がない
- 確かなエビデンス（科学的根拠がある）
- 医療機関でも使用され国際的な臨床利用実績がある

お茶の水健康長寿クリニックで受けられる認知症治療

「神経解毒・再生治療」はDr.白澤がこれまでの研究、臨床経験から考案した独自のプロトコル。実際にどのような治療が受けられるのか、具体的に紹介します。

検査①オリゴスキャン

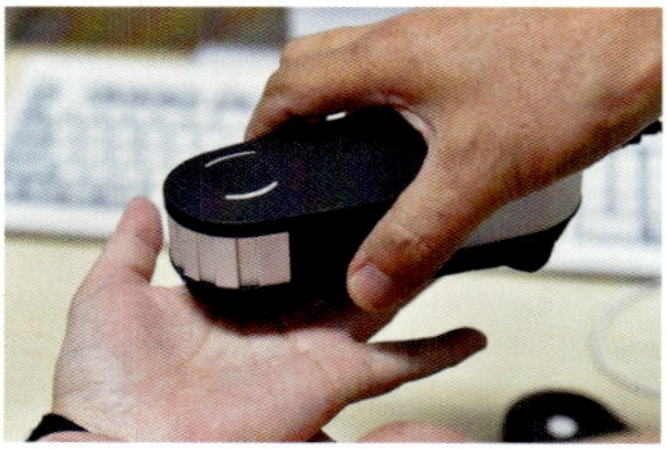

体内のミネラルや有害金属のバランスがわかる検査。手のひらの4カ所に検査機器で光を当てるだけです。

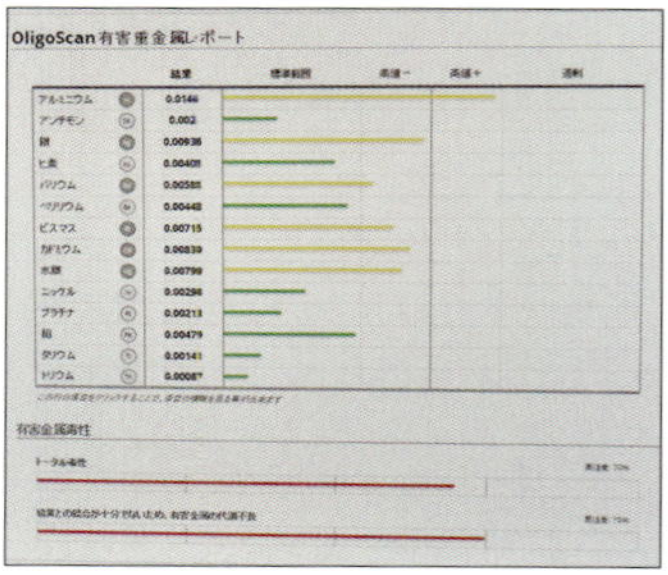

オリゴスキャンでわかるのはミネラル20種類と有害金属14種類。ミネラルが不足していないか、有害金属が過剰にたまっていないかをチェック

問診

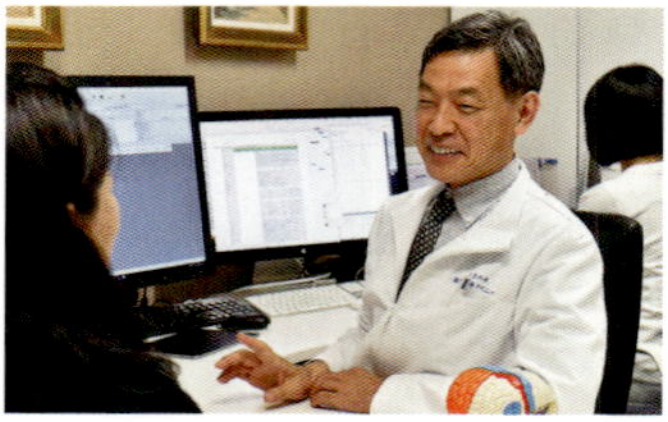

最初に問診。現在の症状やこれまでの経過など患者さんやご家族の話を伺います。最初の問診は10分程度。

血液検査

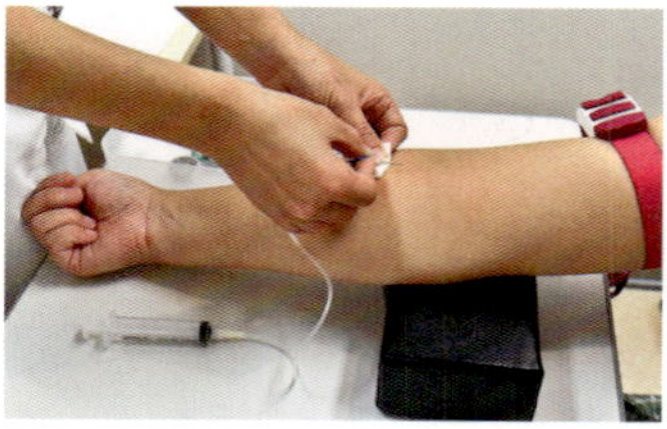

血液検査のために採血を行います。血液検査の結果が出るのは2週間後。そのときに2回目の診察となります。

＊お茶の水健康長寿クリニックではすべての治療が保険適用外で、自費診療となります。

検査②TAMAS（タマス）

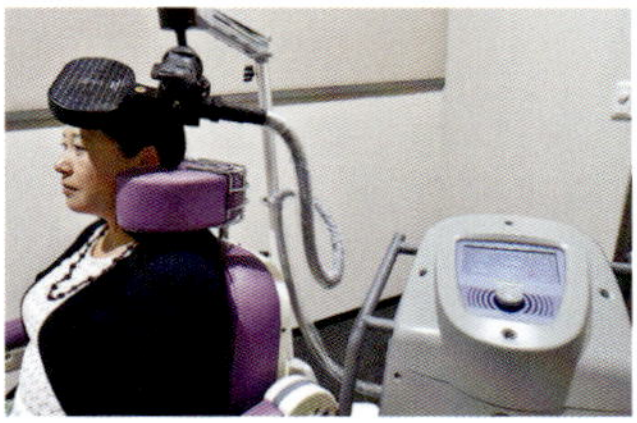

タマスは磁気刺激（運動誘発電位）を測定することで脳の状態をチェックする検査機器です。痛みはなく、音や刺激もおだやかです。電気刺激が前頭葉から神経細胞へと伝わり、その刺激が治療効果になります。脳の状態を調べながら、同時に治療にもなります。神経疾患の新しい診断・治療機器として注目されています。

神経再生治療

神経の再生を促す液体タイプのサプリメント。自宅で、就寝前に口腔ケアをしたあとで口の中に含ませます。

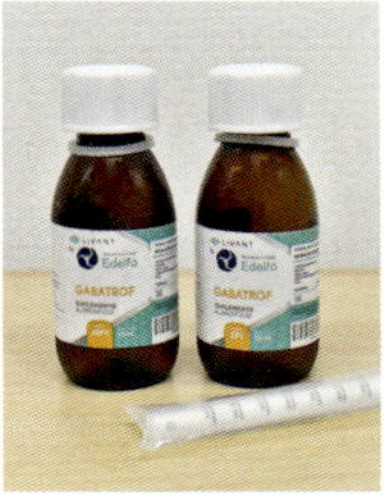

解毒点滴

αリポ酸の点滴。αリポ酸は体内で補酵素として働き、体内のさまざまな代謝にかかわっている物質。

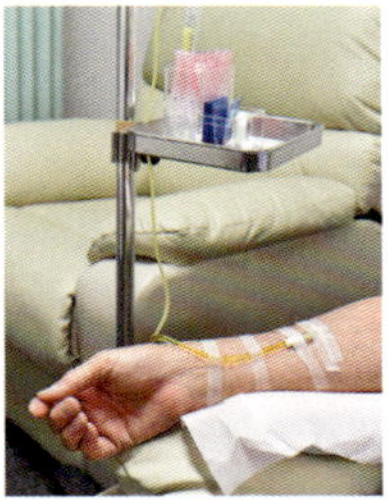

検査後の説明

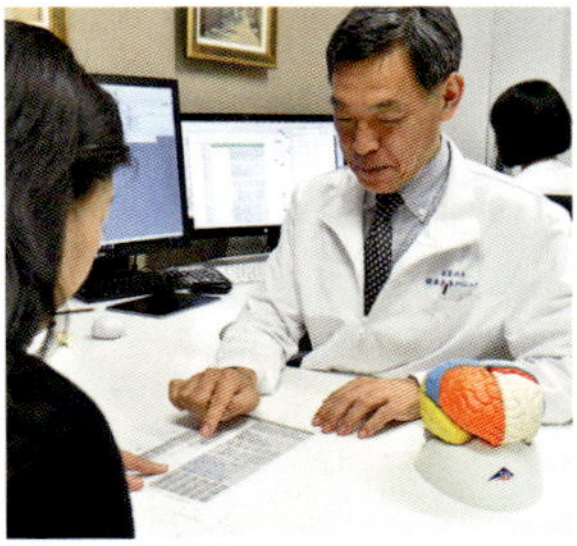

検査が終わるとDr.白澤から現状や適した治療の説明があります。脳の模型などを使い、わかりやすく説明します。

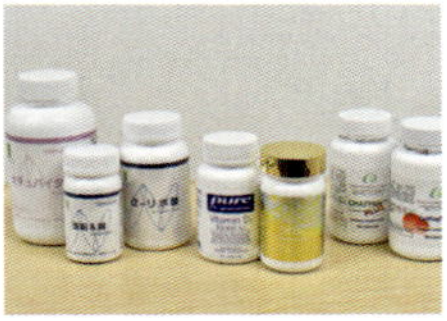

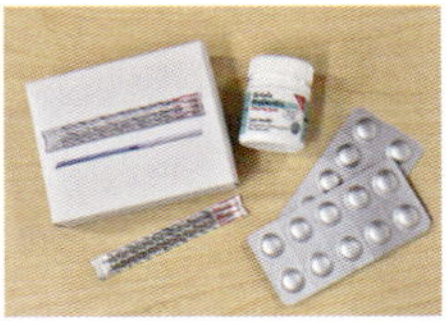

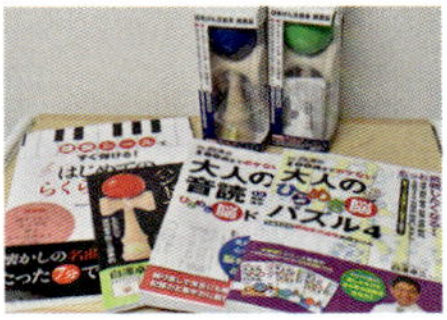

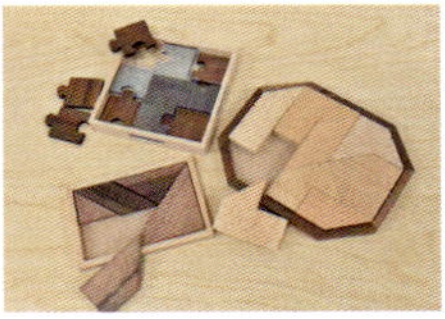

不足しているミネラルやビタミン、酵素を補給するためのタブレットや、脳を活性化するグッズも購入できる

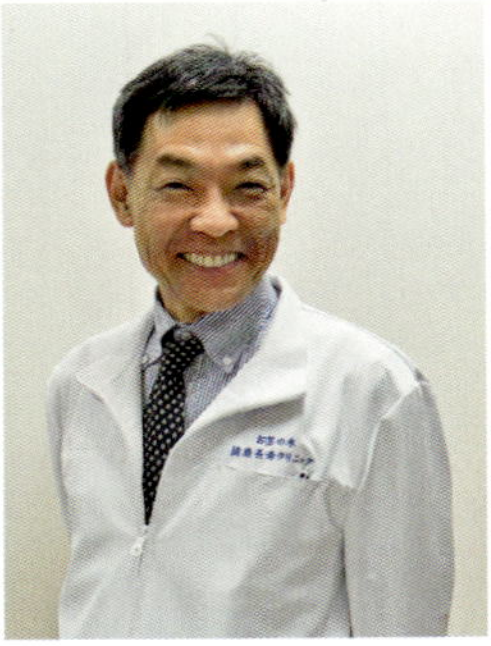

著者

白澤卓二（しらさわ・たくじ）

医学博士。白澤抗加齢医学研究所所長、お茶の水健康長寿クリニック院長。1958年、神奈川県生まれ。82年、千葉大学医学部卒業後、東京都老人総合研究所老化ゲノムバイオマーカー研究チームリーダーなどをへて、2007年より15年まで順天堂大学大学院医学研究科・加齢制御医学講座教授。寿命制御遺伝子やアルツハイマー病などの研究が専門。テレビや雑誌、書籍などのわかりやすい健康解説が人気。著書・監修に『体が生まれ変わる「ケトン体」食事法』（三笠書房）、『Dr.白澤の 頭は1日でよくなる ケトン食でできる子に』（主婦の友社）、『アルツハイマー病 真実と終焉』（ソシム）など多数。

■レシピ制作・栄養計算　大越郷子（管理栄養士）
■装丁　近江真佐彦、山之内 舞（近江デザイン事務所）
■本文デザイン　大森由美（ニコ）
■撮影　黒澤俊宏（主婦の友社）、村尾香織、大井一範
■イラスト　河本徹朗
■構成　大政智子
■編集担当　近藤祥子（主婦の友社）

Dr.白澤《しらさわ》の
アルツハイマー革命《かくめい》
ボケた脳《のう》がよみがえる

平成30年8月10日　第1刷発行
平成30年9月30日　第3刷発行

著者　白澤卓二《しらさわたくじ》
発行者　矢﨑謙三
発行所　株式会社主婦の友社
〒101-8911　東京都千代田区神田駿河台2-9
電話03-5280-7537（編集）
03-5280-7551（販売）
印刷所　大日本印刷株式会社

ISBN978-4-07-433182-6